中华药膳养生防病一本通

高金柱◎编著

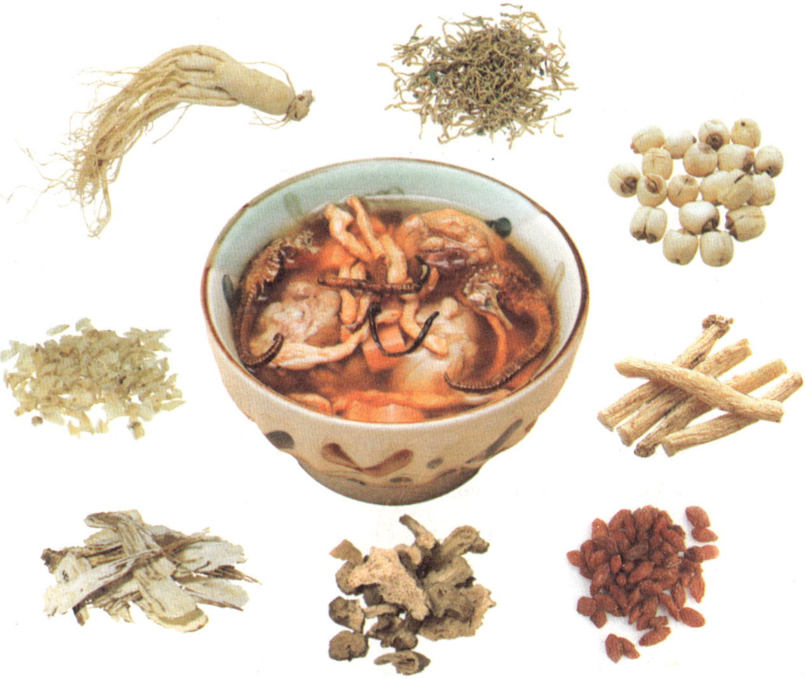

中医古籍出版社
Publishing House of Ancient Chinese Medical Books

图书在版编目（CIP）数据

中华药膳养生防病一本通 / 高金柱编著 . -- 北京 : 中医古籍出版社， 2025. 4. -- ISBN 978-7-5152-2990-4

Ⅰ . R247.1

中国国家版本馆 CIP 数据核字第 2025WD1270 号

中华药膳养生防病一本通

高金柱　编著

策划编辑　姚　强
责任编辑　李　炎
封面设计　李舒园
出版发行　中医古籍出版社
社　　址　北京市东城区东直门内南小街 16 号（100700）
电　　话　010-64089446（总编室）010-64002949（发行部）
网　　址　www.zhongyiguji.com.cn
印　　刷　北京一鑫印务有限责任公司
开　　本　640mm × 910mm　1/16
印　　张　10
字　　数　213 千字
版　　次　2025 年 4 月第 1 版　2025 年 4 月第 1 次印刷
书　　号　ISBN 978-7-5152-2990-4
定　　价　59.00 元

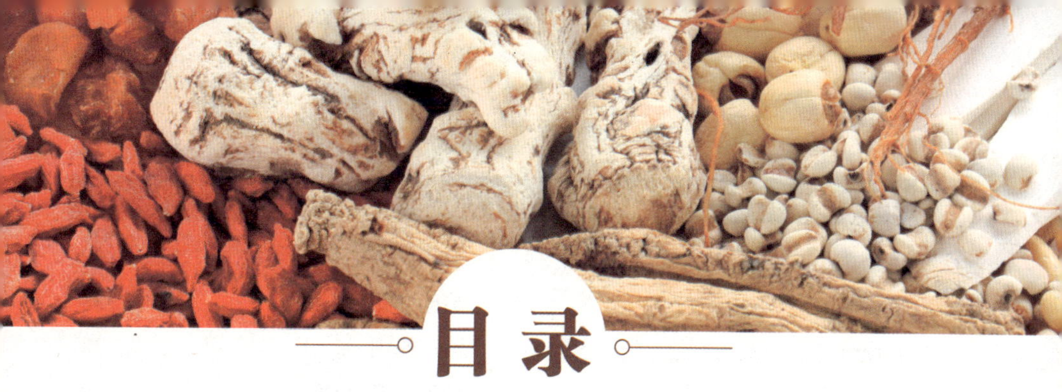

目录

第一章 中医药膳养生

第二章 调理呼吸系统疾病的药膳

第三章 调理五官科疾病的药膳

第四章 调理消化系统疾病的药膳

第五章 调理神经系统疾病的药膳

第六章 调理心脑血管疾病的药膳

第七章 调理内分泌系统疾病的药膳

第八章 调理骨科、皮肤科疾病的药膳

第九章 调理泌尿系统疾病的药膳

第十章 调理妇科疾病的药膳

第十一章 调理儿科疾病的药膳

第一章

中医药膳养生

●药膳是以药材和食物为原料，在中医学、烹饪学和营养学理论指导下，严格按药膳配方，采用我国独特的饮食烹调技术和现代科学方法制作而成，具有一定色、香、味、形的保健食品。它寓医于食，既具有较高的营养价值，又可防病治病、保健强身、延年益寿。

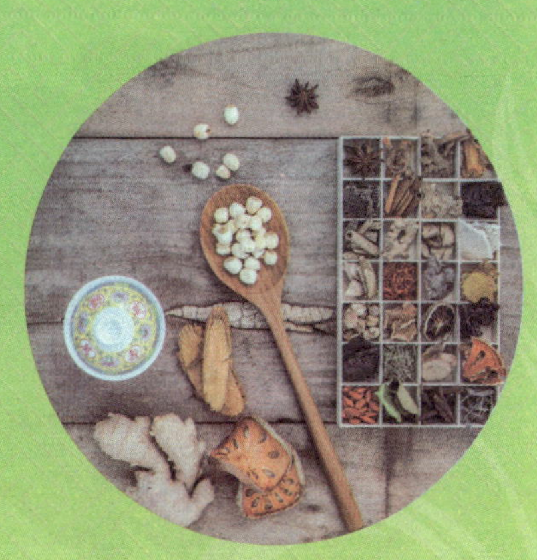

中药治病的原理

了解药材来源，揭开神秘面纱

中草药的采集

中草药的采收季节、时间、方法和贮藏方式等与中草药的品质好坏有着密切的关系，是保证药物质量的重要环节。因此，采药要根据不同药用部分的成熟期（如植物的根、茎、叶、花、果实、种子或全草都有一定的生长成熟时期），有计划地进行采集和贮藏，这样才能得到产量较高、品质较好的药物，以保证药物的供应和疗效，满足人民卫生保健事业的需要。

采集原则

1. 全草、茎枝及叶类药物：大多在夏秋季节植株充分生长、茎叶茂盛或开花时期采集，但有些植物的叶亦有在秋冬时期采收的。多年生草本常割取地上部分，如益母草、薄荷等；一些根茎较柔弱的植物及必须带根使用的药物则要连根拔起，如垂盆草、紫花地丁等。

2. 根和根茎类药物：一般是在秋季植物地上部分开始枯萎，或早春植物抽苗时采集，这时植物的养分多贮藏在根或根茎部，所采的药物产量高、质量好。但也有些植物如太子参、半夏、延胡索等应在夏天采收。多数的根及根茎类药物需生长一年或两年以上才能采收供药用。

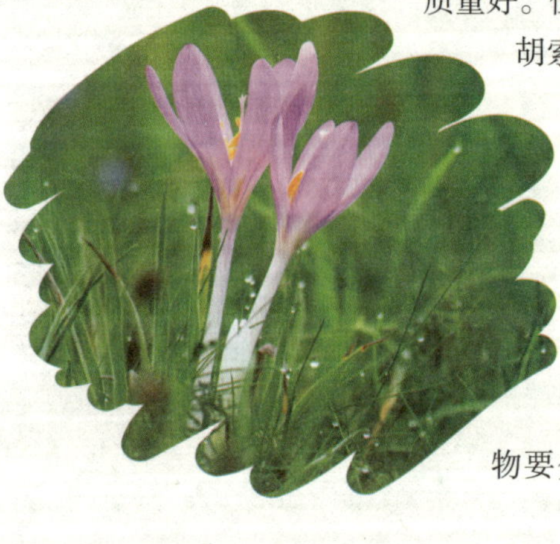

3. 花类药物：多在花未开放的花蕾时期或刚开时采集，以免香味失散、花瓣散落，影响质量，如金银花、月季花等。由于植物的花期一般很短，有的植物要分次及时采集，如红花要采花冠

由黄变红的花瓣，采集花粉粒则需待花盛开时采收，如松花粉、蒲黄等。采集花类药物最好在晴天早晨，以便采后迅速晾晒干燥。

4. 果实类药物：除少数采用未成熟果实外，如青皮、桑椹等，一般应在果实成熟时采集。

5. 种子类药物：通常在完全成熟后采集。有些种子成熟后容易散落，如牵牛子、急性子（凤仙花子）等，则应在果实成熟而未开裂时采集。有些既用全草，又用种子的药物，则可在种子成熟时割取全草，将种子打下后分别晒干贮藏，如车前子、紫苏子等。

6. 树皮和根皮类药物：通常是在春夏间剥取，这时正值植物生长旺盛期，浆液较多，容易剥离。剥树皮时应注意不能将树干整个一圈剥下，以免影响树干的输导系统，造成树木的死亡。

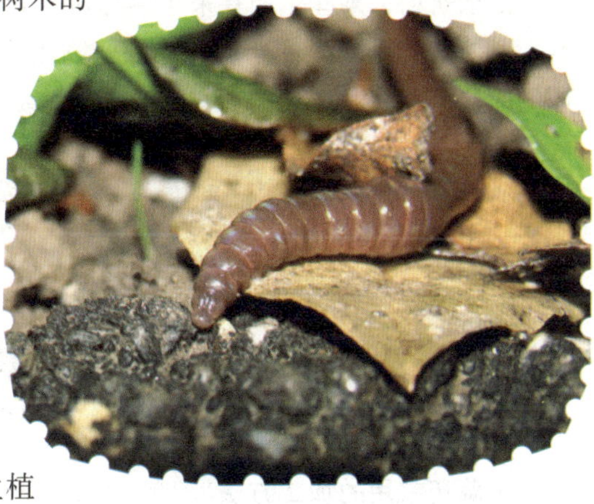

7. 动物类药物：一般潜藏在地下的小动物，宜在夏秋季捕捉，如蚯蚓、蟋蟀等；大动物虽然四季皆可捕捉，但一般宜在秋冬季猎取，不过鹿茸必须在雄鹿幼角未角化时采取。

采集注意要点

1. 留根保种：有些多年生植物，地上部分可以代根用的，尽量不要连根拔取；必须用根或根茎的，应该注意留种。有些雌雄异株的植物如栝楼应保留雌株，在挖掘天花粉时一般只挖取雄株的块根。用全草的一年生植物，大量采集时应留下一些茁壮的植株，以备留种繁殖。用叶的药物不要把全株叶子一次采光，应尽量摘取密集部分，以免影响植物的生长。

2. 充分利用：根、茎、叶、花都可入药的多年生植物，应多考虑用地上部分和产量较多的部分。此外，可结合环境卫生大扫除、垦地填洪和伐木修枝的时机，随时注意将可作药用的树皮、根皮、全草等收集起来，仔细地加以整理挑选，以供药用。

3. 适当种植：根据实际需要，对于本地难以采集或野生较少的品种，可以适当地进行引种繁殖，以便采用。

中草药的加工

加工即“炮制”，又称“炮炙”，是药物在制成各种剂型之前对药材的整理加工，以及根据医疗需要而进行加热处理的一些方法。

中草药加工的目的

1. 消除或减少药物的毒性、烈性和不良反应：如生半夏、生南星有毒，用生姜、明矾腌制，可去除毒性；巴豆有剧毒，去油用霜，可减少毒性。

2. 改变药物的性能：如地黄生用性寒凉血，蒸制成熟地黄则微温而补血；何首乌生用润肠通便、解疮毒，制熟能补肝肾、益精血。

3. 便于制剂和贮藏：如将植物类药物切碎，便于煎煮；矿物类药物煅制，便于研粉；某些生药在采集后必须烘焙，使药物充分干燥，以便贮藏。

4. 使药物洁净，便于服用：如药物在采集后必须清除泥沙杂质和非药用的部分，有些海产品与动物类的药物需要漂去咸味及腥味等。

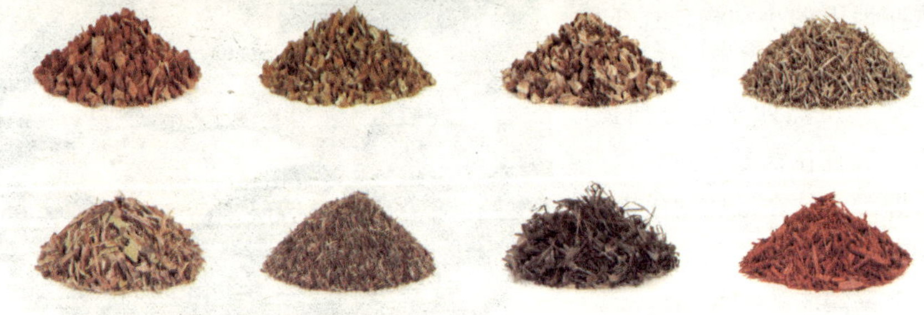

中草药常用的加工方法

洗：将原药放在清水中，经过洗涤去除药物表面的泥沙杂质，从而达到洁净卫生的目的。应注意浸洗的时间不要过长，以防有效成分溶于水中。

漂：有腥气（如龟板、鳖甲、乌贼骨）或有咸味（如昆布、海藻）或有毒性（如乌头、附子）的药物，可用大量清水反复换水浸漂，能漂去这些气味或减少毒性。

泡：用药物汁水浸泡以降低原药的烈性或刺激性，如用甘草水泡远志、吴茱萸。

渍：在药物上喷洒少量清水，让水分渐渐渗透而使药物柔软，便于切片。此外，某些药物经浸泡后药性易于减退的，宜用此法。

水飞：水飞是研粉方法之一，适用于矿石和贝壳类等不易溶解于水的药物，目的是使药物粉碎得更加细腻，便于内服和外用。在水飞前应先将药物打成粗末，然后放在研钵内和水同研，倾取上部的混悬液，然后再将沉于下部的粗末继续研磨，这样反复操作，研至将细粉放在舌上尝之无渣为度。水飞可防止粉末在研磨时飞扬，可减少损耗。

煅：煅的主要作用是将药物通过烈火直接或间接煅烧，使其质地松脆，易于粉碎，以便充分发挥药效。

炒：炒是炮制加工中常用的一种加热法，是将药物放于锅内加热，用铁铲不断铲动，炒至一定程度取出。

炮：炮与炒基本相同，但炮要求火力猛烈，操作动作要快，这样可使药物（一般需切成小块）通过高热，达到体积膨胀的目的，使药物松脆，如干姜即可用此法加工成为炮姜炭。

煨：煨的主要作用在于缓和药性和减少不良反应。常用的简易煨法是将药物用草纸包裹两三层，放在清水中浸湿，置文火上直接煨，煨至草纸焦黑、药物全熟取出，煨生姜就是使用了此种方法。

煮：将经过整理及洗净的原药，放在锅内用清水或其他辅助药材同煮至熟透。如附子、川乌与豆腐同煮可减少毒性。

药材质量好不好，辨了才知道

中药材的质量是指中药材在真伪、产地、采收时间、加工方法、储存条件、外观性状及有效成分含量等方面的综合优劣程度。中药材的真假、质量的好坏，会直接关系到临床应用的效果和患者的生命安全，因此中药材的鉴别有着十分重要的意义。对于中药材的质量有一个基本要求，即安全有效。中药材的质量包含外观质量和内在质量两个部分。对于中药材的鉴别方法有很多，主要有对药材外观性状的鉴别和用显微镜观结构的鉴别，以及化学分析、生物测定等鉴别方法。最常用的中药材鉴别方法就是对药材外观性状的鉴别。

从外观鉴别药材质量

1. 眼观

看药材的表面——不同种类的药材由于用药部位的不同，其外形特

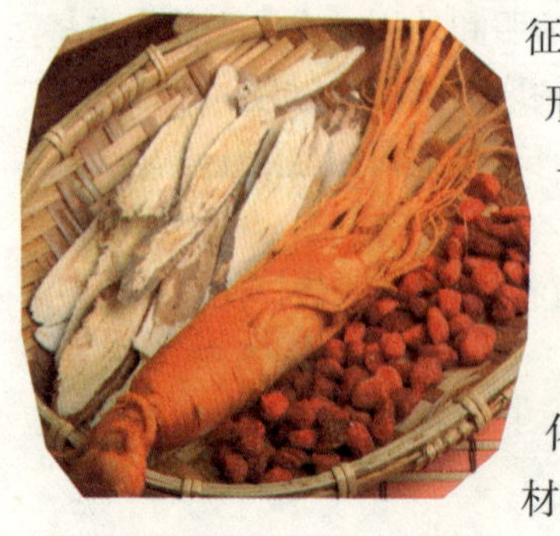

征会有所差异。如根类药材多为圆柱形或纺锤形，皮类药材则多为卷筒状，等等。另外，一些药材有着它们自己特定的表面特征，或光滑，或粗糙，或长有鳞叶、凸起等。这些特征都是鉴别药材真伪优劣的重要依据。

看颜色——药材的不同颜色或色泽变化，是鉴别药材品质的重要因素。通过对药材外表颜色的观察，可分辨出药材的品种、产地和质量的好坏。比如黄连色要黄，丹参色要红，玄参色偏黑等。

看断面——很多药材的断面都具有明显的特征，如防己的断面呈车轮纹理，而黄芪的断面纹理呈“菊花心”样，杜仲有胶状的细丝相连，等等。这些独有的断面特征是鉴别药材的重要依据。

2. 手触

手摸法——用手去感受药材的软硬、轻重，质地是疏松还是致密，表面是光滑还是黏腻，细致还是粗糙，以此鉴别药材的好坏。如盐附子质软，而黑附子则质地坚硬。

手捏法——用手感受药材的干湿、黏附，例如天仙子手捏有黏性。

手掂法——用手拿着药材上下掂动感受药材的轻重，疏松还是致密。如荆三棱坚实体重，而泡三棱则体轻。

3. 鼻闻

直接鼻嗅法——将草药靠近鼻子闻它的气味，例如薄荷的香、阿魏的臭、白鲜皮的羊膻气等。

气鼻嗅法——将草药放入热水中浸泡，如犀角有清香而不腥，水牛角略有腥气。

揉搓鼻嗅法——因有些草药的气味微弱，不易直接嗅到，我们可以将它揉搓、折断后再闻味，如鱼腥草的腥味、细辛的清香味等。

4. 口尝

鉴别药材的意义不仅在于味道，还包括“味感”。味分为辛、甘、酸、苦、咸，如山楂的酸、黄连的苦、甘草的甜等。

从内在鉴别药材质量

中药材的疗效和药材中有效物质的含量密切相关，因此，中药材最科学合理的质量指标应是药效物质的含量。《中华人民共和国药典》（2005 年版）收载的 551 种药材及饮片品种中，规定了 217 种中药材有效物质的含量限度。如黄连中小檗碱的含量不得少于 3.6%，国产沉香中醇浸出物的含量不得低于 10.0%。

了解“四气五味”，认识本草药性

寒、热、温、凉为四气

四气又称四性，即寒、热、温、凉四种药性，它们反映了药物在影响人体阴阳盛衰、寒热变化方面的作用倾向，用以说明药物的作用性质。寒凉和温热是对立的两种药性，寒和凉之间、热和温之间则是程度上的不同，也就是说药性相同，但在程度上有差别，温次于热，凉次于寒。

此外，在寒、热、温、凉之外，还有“平性”。“平性”是指药性平和，寒热之性不甚明显，但实际上仍有偏温、偏凉之区别。称其性平是相对而言的，仍未超出四性的范围。故四性从本质而言，实际上是寒、热二性。

药物四气的确定

药性的寒、热、温、凉，是通过药物作用于人体时人体发生的反应归纳出来的。例如，感受风寒、怕冷发热、流清涕、小便清长、舌苔白，这是寒的症状，此时用紫苏、生姜煎汤饮服后，可以使患者发汗，有效地消除上述症状，说明紫苏、生姜的药性是温热的。如果生了疖疮，局部红肿疼痛，甚至小便黄色，舌苔发黄，或有发热，这就是热的症状，此时用金银花、菊花来治疗，可以得到治愈，说明金银花、菊花的药性是寒凉的。

四气的作用

中草药的四气，通过长时期的临床实践，绝大多数已为人们所掌握，如果我们熟悉了各种药物的四气，就可以根据“疗寒以热药，疗热以寒药”和“热者寒之，寒者热之”的治疗原则，针对病情适当应用。一般寒凉药大多具有清热、泻火、解毒等作用，常用来治疗热性病症；温热药大多具有温中、助阳、散寒等作用，常用来治疗寒性病症。

辛、甘、酸、苦、咸称五味

“五味”是指药物有辛、甘、酸、苦、咸五种不同的味道，具有不同的治疗作用。五味是通过人的味觉辨别出来的，是药物真实味道的反应。然而和四气一样，五味更重要的是中医通过长期实践和观察，发现不同味道的药物作用于人体会有不同的反应，产生不同的效果，因而归纳出五味的理论。因此可以说，五味更重要的意义是对药物作用的高度概括。

根据前人的研究，将五味所代表药物的作用及主治病症分述如下。

辛：“能散、能行”，有发散、行气、行血的作用。一般来讲，解表药、行气药、活血药多具有辛味，因此辛味药多用于治表证及气血阻滞之证。如苏叶发散风寒、木香行气除胀、川芎活血化瘀等。此外，辛味药还有润养的作用，如款冬花润肺止咳，菟丝子滋养补肾等。但大多数辛味药以行、散为攻，“辛润”之说缺乏代表性。

甘：“能补、能和、能缓”，具有补益和中、调和药性和缓急止痛的作用。一般来说，滋养补虚、调和药性及制止疼痛的药物多具有甘味。甘味药多用于治正气虚弱、身体诸痛及调和药性、中毒解救等几个方面，如人参大补元气，熟地黄滋补精血，饴糖缓急止痛，甘草调和药性并解药食中毒等。

酸：“能收、能涩”，有收敛、固涩的作用，一般固表止汗、敛肺止咳、涩肠止泻、固精缩尿、固崩止带的药物多具有酸味。酸味药多用于治体虚多汗、肺虚久咳、久泻肠滑、遗精滑精、遗尿尿频、崩带不止等症，如五味子固表止汗，乌梅敛肺止咳，五倍子涩肠止泻，山茱萸涩精止遗以及赤石脂固崩止带等。

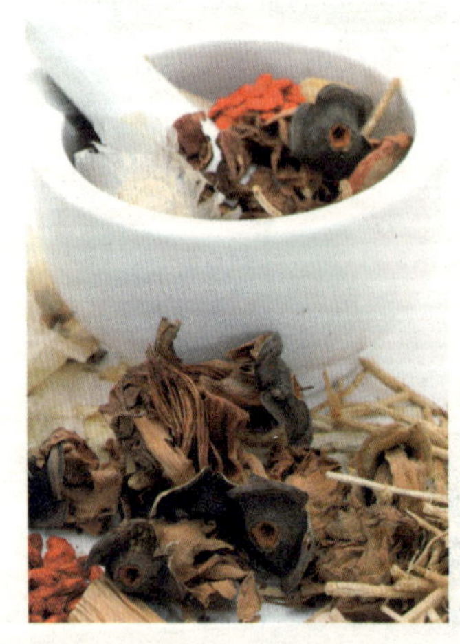

苦：“能泄、能燥、能坚”，具有清热泻火、泄降气逆、通泄大便、燥湿坚阴等作用。一般来讲，清热泻火、下气平喘、降气止呕、通利大便、清热燥湿、苦温燥湿、泻火存阴的药物多具有苦味，多用于治热证、火证、喘证、呕恶、便秘、湿证、阴虚火旺等。如黄芩、栀子清热泻火，杏仁、葶苈子降气平

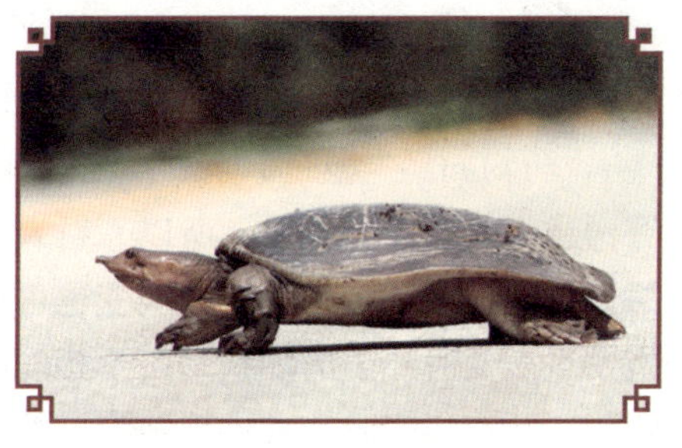

喘，半夏降逆止呕，大黄泻热通便，知母、黄柏泻火存阴等。

咸："能下、能软"，具有泻下通便、软坚散结的作用。一般泻下或润下通便及软化坚硬、消散结块的药物多具有咸味。咸味药多用于治大便燥结、痰咳、瘿瘤、癥瘕痞块等症，如芒硝泻热通便，海藻、牡蛎消散瘿瘤，鳖甲软坚消结等。

此外，有些药物还具有淡味或涩味，因而实际上不止五种，但是五味是药物最基本的五种滋味，所以仍然统称五味。

淡："能利、能渗"，具有渗湿、利小便的作用，故有些利水渗湿的药物具有淡味。淡味药多用于治水肿、小便不利之症，如薏苡仁、通草、茯苓等。由于《神农本草经》未提淡味，后世医家主张"淡附于甘"，故只言五味，不称六味。

涩：与酸味药的作用相似，多用于治虚汗、泄泻、尿频、遗精、滑精、出血等症，如莲子固精止带，禹余粮涩肠止泻，乌贼骨收涩止血等。故本草文献常以酸味代表涩味功效，或与酸味并列，表明药性。

性与味的关系

由于每一种药物都具有性和味，因此两者必须综合起来看。例如两种药物都是寒性，但是味不相同，一是苦寒，另一是辛寒，两者的作用就有差异。反过来说，假如两种药物都是甘味，但性不相同，一是甘寒，一是甘温，其作用也不一样。因此，不能把性与味孤立起来看。性与味显示了药物的部分性能，也显示出有些药物的共性。只有认识和掌握每一种药物的全部性能，以及性味相同药物之间同中有异的特性，才能全面而准确地了解和使用药物。

在临床具体应用时，一般都是既用其性又用其味的；而在特殊应用的时候，配合其他药物，则或用其性，或用其味。

"药物归经"让中药运用更精准

药物对于人体某些脏腑、经络有着特殊的作用，这种作用在中医上概括为“归经”。例如，龙胆草归胆经，说明它有治疗胆疾的功效；藿香归脾、胃二经，说明它有治疗脾胃病症的功效等。

“药物归经”这一理论，是以脏腑、经络理论为基础的。由于经络能够沟通人体的内外表里，所以一旦人体发生病变，体表的病变可以通过经络影响内在的脏腑，脏腑的病变也可通过经络反映到体表。各个脏腑、经络发生病变时产生的症状是各不相同的。如肺有病变时，常出现咳嗽、气喘等；肝有病变时，常出现胁痛、抽搐等；心有病变时，常出现心悸、神志昏迷等。在临床上，用贝母、杏仁能止咳，说明它们能归入肺经；用青皮、香附能治胁痛，说明它们能归入肝经；用麝香、石菖蒲能使神志苏醒，说明它们能归入心经。由此可见，药物的归经也是人们长期从临床疗效观察中总结出来的。

疾病的性质有寒、热、虚、实等不同，用药也必须有温（治寒证）、清（治热证）、补（治虚证）、泻（治实证）等区分。但是同样性质的病其发病脏腑经络又可能不一致，如热性病证，又有肺热、胃热、心火、肝火等区别，在用药治疗时，虽然都需要根据“疗热以寒药”的原则选用性质寒凉的药物，但还应该考虑脏腑经络的差异，如鱼腥草可清肺热，竹叶可清胃热，莲子心可清心火，夏枯草可清肝火，就是由于它们归经的不同而有所区别。同理可得，对寒证也要进一步分肺寒、脾寒等，虚证要分脾虚、肾虚等。在治疗上，温肺的药物，未必能暖脾；清心的药物，未必能清肺；补肝的药物，未必能补肾；泻大肠的药物，未必能泻肺……所有这些情况，都说明药物归经在治疗中有很重要的意义。

但是，在应用药物的时候，如果只掌握药物的归经，而忽略了四气、五味、补、泻等药性，同样也是不够全面的。因为某一脏腑经络发生病变，可能有的属寒、有的属热，也有可能有的属实、有的属虚，那就不能因为重视归经而将能归该经的药物不加区分地应用。相反，同归一经的药物种类很多，有清、温、补、泻的不同，如肺病咳嗽，虽然黄芩、干姜、百合、葶苈子都能归肺经，在应用时却不一样，黄芩主要清肺热，干姜主要能温肺，百合主要补肺虚，葶苈子主要泻

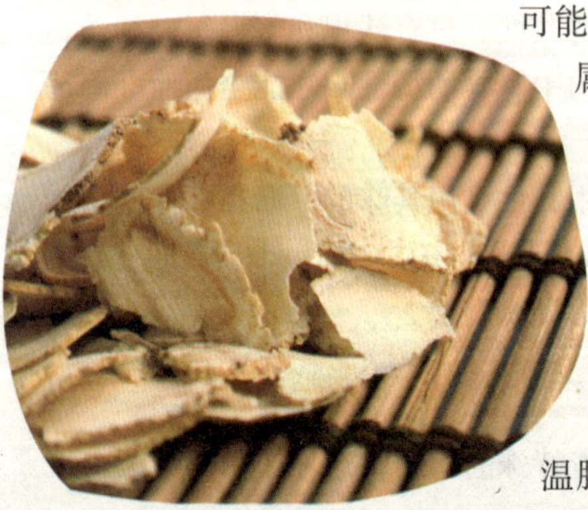

肺实，在其他脏腑经络方面同样也是如此。

古代中医学文献上曾将“归经”和“五味”联系起来，认为味酸能入肝，味苦能入心，味辛能入肺，味甘能入脾，味咸能入肾。这种归纳虽然对一部分药物来说是符合的，但绝大部分与客观实际情况并不符合，不能作为规律性来认识。

注意“升降浮沉”，顺应病情变化用药

升降浮沉，就是药物作用于人体的四种趋向。它们的意义如下。

升：指上升、升提，能治病势下陷的药物，都有升的作用。

降：指下降、降逆，能治病势上逆的药物，都有降的作用。

浮：指轻浮、上行、发散，能治病位在表的药物，都有浮的作用。

沉：指重沉、下行、泄利，能治病位在里的药物，都有沉的作用。

归纳来说，凡升浮的药物，都能上行、向外，如具有升阳、发表、散寒、催吐等作用的药物，药性多是升浮的；凡沉降的药物，都能下行、向里，如清热、泻下、利水、收敛、平喘、降逆等作用的药物，药性多是沉降的。

升降浮沉，既是四种不同药性，同时在临床上又作为用药的原则，这便是它的重要意义。因为人体发生病变的部位有上、下、表、里的不同，病势有上逆和下陷的差别，在治疗上就需要针对病情选用药物。病势上逆者，宜降不宜升，如胃气上逆的呕吐，当用柿蒂、半夏降逆止呕，不可用瓜蒂等涌吐药。病势下陷者，宜升不宜降，如久泻脱肛，当用黄芪、党参、升麻、柴胡等益气升提，不可用大黄等通便药。病位在表者，宜发表而不宜收敛，因表证需发汗解表，当用紫苏、生姜等升浮药，而不能用浮小麦、糯稻根等收敛止汗药。病位在里者，宜用清热、泻下或温里、利水等沉降药，不宜用解表药等，如肝阳上逆的头痛，误用升散药，反而会造成肝阳更为亢盛；脾阳下陷的泄泻，误

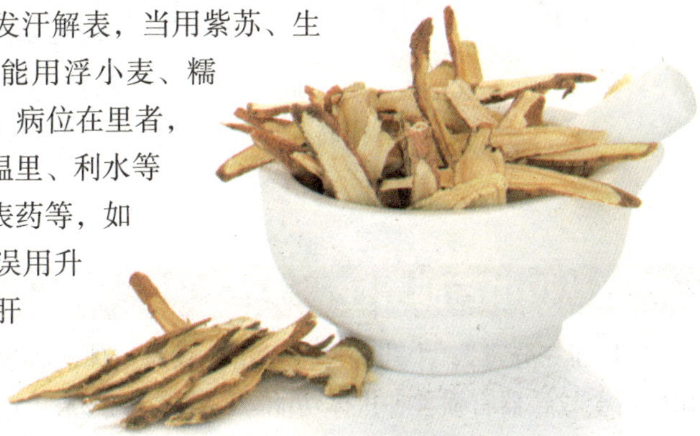

用通降药，反而会造成中气更为下陷，以致久泻不止。

升降浮沉，也是对药性的一种归纳方法，并且在应用上和药物的归经有密切联系。例如肺病咳嗽，当用肺经药物，但又须区分病势的情况，考虑药物升浮沉降的区别：如果由于外邪束肺、肺气失宣引起的咳嗽，当用升浮药发散外邪，宣畅肺气，如麻黄、桔梗等；如肺虚久咳，就应该用敛肺止咳等药性沉降的药物如五味子、诃子来治疗。又如，气分上逆的病证，应当用沉降药来治疗，但又须区别属于何经。如：胃气上逆、呕吐呃逆，就要用半夏、丁香等入胃经的药；肺气上逆、咳嗽气喘，就要用旋覆花、白前等入肺经的药。

升降浮沉的药性，一般来说和药物的性味、质地有一定关系。从药性方面来说，凡味属辛、甘，性属温热的药物，大多为升浮药；味属苦、酸、咸，性属寒凉的药物，大多为沉降药。因此有“酸咸无升、辛甘无降、寒无浮散、热无沉降”的说法。从药物质地方面来说，凡花、叶以及质轻的药物，大多为升浮药；凡种子、果实、矿石以及质重的药物，大多为沉降药。

但是，上述情况又并不是绝对的，还必须从各种药物的功效特点来考虑，例如“诸花皆升，旋覆花独降”。在性味和质地方面，药物的升降浮沉也是如此，如紫苏子辛温，沉香辛微温，从性味来说应是升浮，但因为质重，所以作用为沉降；胡荽子药用种子应是沉降，但因为药性辛温，所以作用为升浮等。此外，通过药物的炮制，也能使升降浮沉有所转化，如酒炒则升、姜制则散、醋炒则敛、盐制则下行等。

正确认识中药的毒性

“是药三分毒”，中药的毒性是指药物对机体的损害性。毒性作用是指用药后会导致器官损害、机体功能障碍，或产生新的疾病，甚至导致死亡。

中药毒性的含义

1. 药物有无毒性

凡有毒的药物大多作用强烈，或者有不良反应，用之不当可导致中毒，甚至危及生命；无毒的药物，性质则比较平和。古人很重视药物的毒性，《神农本草经》把药物的毒性作为分类的依据，把可以攻病愈疾的药物归为有毒，可以久服补虚的药物归为无毒。

2. 毒性是药物的偏性

古人认为毒药是药物的总称，如张仲景说："药以治病，因毒为能，所谓毒者，因气味之有便也……大凡可以辟邪安正者，均可以称为毒药，故曰毒药攻邪也。"这里所指的毒药，即是泛指一切药物。

如何判定毒性

1. 是否含有毒成分

有些药物本身带有毒性，如砒石、马钱子等含有毒成分。

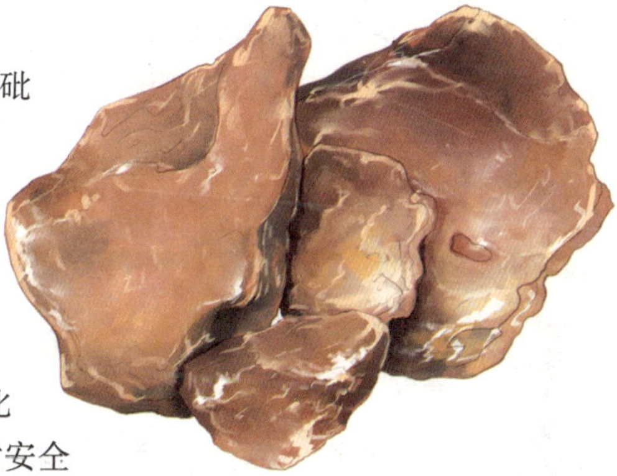

2. 用量是否适当

对于某些药物来说，未超过人体对该药物的最大承受量即为无毒，超过则为有毒。有毒药物的治疗剂量与中毒剂量比较接近或相当，因而治疗用药时安全度小，易引起中毒反应；无毒药物安全度较大，但并非绝对不会引起中毒反应，如人参、知母等皆有产生中毒反应的报道，这与剂量过大或服用时间过长等有密切关系。

影响药材有毒无毒的因素

药物的毒性与品种、入药的部位、产地、采集时间、贮存方式、加工炮制、配伍、剂型、给药途径、用量、使用时间的长短、在皮肤黏膜施用面积大小以及患者的体质、年龄、性别、种属、证候性质等都有密切关系，因此在使用药物时，应对上述环节格外留意，避免发生中毒。

引起中药中毒的主要原因

1. 品种混乱

有些人不辨真伪，误将混淆品种作正品使用，从而引发中毒。如有的地区误将有毒的香加皮当作五加皮入药，导致中毒。

2. 用量过大

有些人误认为中药均无毒或毒性甚小，因此不必严格控制剂量，在求愈心切的心理支配下，盲目加大用量，导致中毒。如有人过量服用人参或大面积涂敷斑蝥而致中毒死亡。

3. 炮制失度

有些有毒药生用毒大，炮制后毒减，若炮制失度，毒性不减，即可引发中毒。如有人因服用含有炮制失度的草乌制剂而中毒。

4. 误服毒药

有些人迷信传说和错载的文献，误服有毒中药，致使中毒。如有人误信马钱子能避孕，取七粒捣碎服，遂致中毒死亡。

5. 剂型失宜

有些药物在服用时对剂型有一定要求，违则中毒。如砒石不能作酒剂，违则毙命。

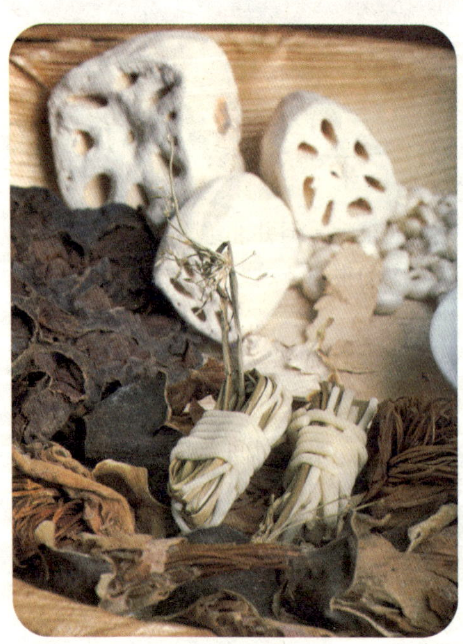

6. 疗程过长

有些人误认为中药均无毒或毒性甚小，长期使用有毒的中药或含有有毒成分的中成药，因而导致不良反应。

7. 辨证不准

临床因辨证失准，寒热错投，攻补倒置，导致不良反应的案例也时有发生。如明为脾虚泄泻，反用大剂黄连，致使溏泄加重；虽为血虚，但兼便溏，仍投大剂当归，致使溏泄不已。

8. 管理不善

有些单位对剧毒药管理不

善，造成药物混杂，或错发毒药，遂致中毒。如有人在调剂时，误将砒石当花蕊石加入药中，致使服用者中毒。

9. 配伍不当

中成药组方不合理、中药汤剂配伍不合理、中西药联用不合理等，也会导致不良反应。

10. 个体差异

由于个体差异，所以对某些药物的耐受性相异，乃至高度敏感，也常引起不良反应。如白芍、熟地黄、牡蛎本为无毒之品，常人服之一般不会发生不良反应，但个别患者服后引起过敏的案例，临床也时有报道。

服用有毒药物的注意事项

☆用量要适当，采用小量渐增法投药，要忌初用即给足量，以免中毒。

☆采制要严格，在保证药效的前提下，严格把控住采制的各个环节，杜绝伪品。

☆用药要合理，杜绝乱用滥投，孕妇、老幼及体弱者忌用或慎用毒烈之品。

☆识别过敏者，及早予以防治。

君臣佐使，中药组合千变万化

方剂的组成不是单纯药物的堆积，而是有一定的原则和规律。古人用“君、臣、佐、使”四个部分加以概括，用以说明药物配伍的主从关系。一个疗效确实的方剂，必须是针对性强、组方严谨、方义明确、重点突出、少而精悍的。现将君、臣、佐、使的含义分述如下：

君药：是针对病因或主证起主要治疗作用的药物，一般效力较强，药量较大。

臣药：是指方中能够协助和加强主药作用的药物。

佐药：是指方中另一种性质的辅药。

它又分为：

○佐助药 协助君、臣药加强疗效，或直接治疗兼证。

○佐制药 对主药起抑制的作用，减轻或消除主药不良反应。

○反佐药 与君药性味相反而又能在治疗中起相成作用。

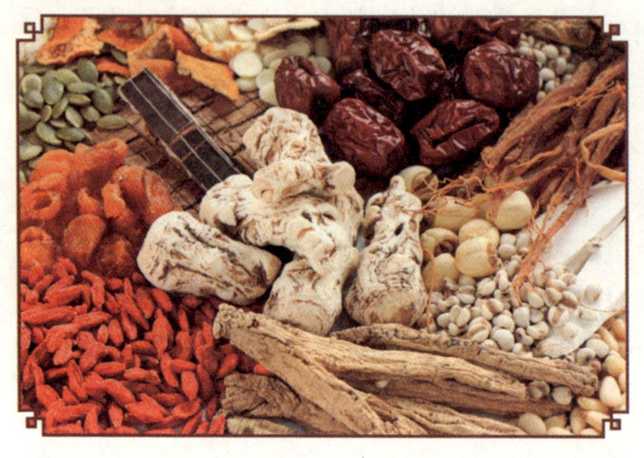

使药：是方剂中具有调和诸药作用，或引方中诸药直达病所的药物的统称。分为引经药、调和药两种，且配伍意义不同。

○引经药 能引方中诸药到达病所的药物。

○调和药 具有调和方中诸药作用的药物。

一个方剂中药物的君、臣、佐、使，主要是以药物在方中所起作用的主次地位为依据而划分的。除君药外，臣、佐、使药都具两种或两种以上的作用。在遣药组方时并没有固定的模式，既不是每一种药方里都必须具备君、臣、佐、使药，也不是每味药只任一职。每一方剂的具体药味多少，以及君、臣、佐、使是否齐备，全视具体病情及治疗要求的不同，以及所选药物的功能来决定。但是，任何方剂组成中，君药不可缺少。一般来说，君药的药味较少，而且不论何药，在作为君药时，其用量比作为臣、佐、使药应用时要大。这是一般情况下对组方基本结构的要求。至于有些药味繁多的大方剂，或多个基础方剂组合而成的复方，分析时只需按其组成方药的功用归类，分清主次即可。

中医用药，关键在量

中药的用量，直接影响它的疗效。如果应该用大剂量来治疗的，反而用小量药物，可能因药量太小，效力不够，不能及时治愈，以致贻误病情；如果应该用小剂量来治疗的，反而用大量药物，可能因用药过量，以致克伐人体的正气，会给疾病的治疗带来不利的结果。此外，一张通过配伍组成的处方，如果将其中某些药物的用量变更，它的功效和适应范围也会随之有所不同。

一般说来，在使用药物、确定剂量的时候，应该从下列三个方面来考虑。

药物的性质与剂量的关系

在使用剧毒药物的时候，用量宜小，并从少量开始，视病情变化，再考虑逐渐增加；一旦病势得到控制，应减少或立即停服，以防中毒或产生不良反应。在使用一般药物的时候，对质地较轻或容易煎出的药物，如花、叶之类，用量不宜过大；质重或不易煎出的药物，如矿物、贝壳之类，用量应大；新鲜的药物因含有水分，用量可较大些，干燥的则应较少些。

剂型、配伍与剂量的关系

在一般情况下，同样的药物，入汤剂比丸、散剂用量要大一些；在复方应用时比单味药用量要小一些。

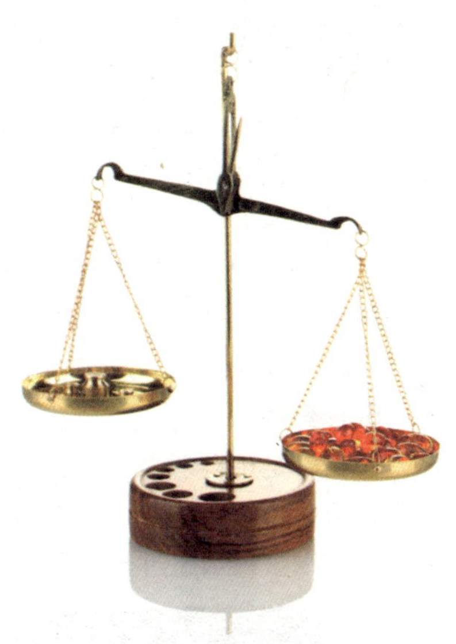

年龄、体质、病情与剂量的关系

成人和体质较壮实的患者，用量可适当大些；儿童及体弱患者，剂量宜酌减。又病情轻者，不宜用重剂；病情较重者，剂量可适当增加。

现今临床上对于中药的用量一般为10 ~ 30克，在药味较少、药性没有毒性作用的情况下还可以适当地增加一些。目前也发现了许多药物的新疗效，因此在实际应用中往往会打破旧的习惯条框。由于处方用药的药味已经很多，尤其有些药物具有不良反应，用量就应该适当小些。还有一些药物，如羚羊角、麝香、牛黄、猴枣等，尽管有良好疗效，但价格比较昂贵，就更需要注意把握用量，以免增加患者负担及造成浪费。

中药煎服的学问

煎药五大要点

煎药法已有两千多年的历史，汤剂是中医临床上应用最早、最广泛的剂型。煎药的目的，是把药物里的有效成分，经过物理、化学作用（如溶解、扩散、渗透等），转入到汤液里去。

1. 煎药时间

主要根据药物和疾病的性质，以及药物的情况而定。一般第一煎以沸腾开始计算需要 20 ~ 30 分钟，第二煎 30 ~ 40 分钟。

2. 煎前浸泡

药物在煎煮前一定要浸泡，因为植物类的中药多是干燥品，通过加水浸泡使药材变软，恢复其天然状态，使煎药时有效成分易于析出。

3. 煎药温度

温度是煎药时促使中草药有效成分析出的重要因素。中医将煎药温度称为“火候”，即“文火”或“武火”。通常应先“武火”沸腾，后“文火”煎出有效成分。

4. 煎药器具

中药汤剂的质量与选用的煎药器具有密切的关系。现在煎药时仍是以砂锅为宜，搪瓷锅、不锈钢锅和玻璃煎器次之。但是不能使用铁锅、铜锅，主要是因为这些锅所含的金属铜、铁在加热时会析出，从而影响药效。

5. 煎药用水

现在多是用自来水、井水、泉水来熬药，水质洁净即可。一般加水量控制在药材的 5 ~ 10 倍。按照传统的加水方法，将药物放入锅内，煎煮第一次的加水量以水超过药物表面 3 或 5 厘米为宜，第二次加水量则以超过

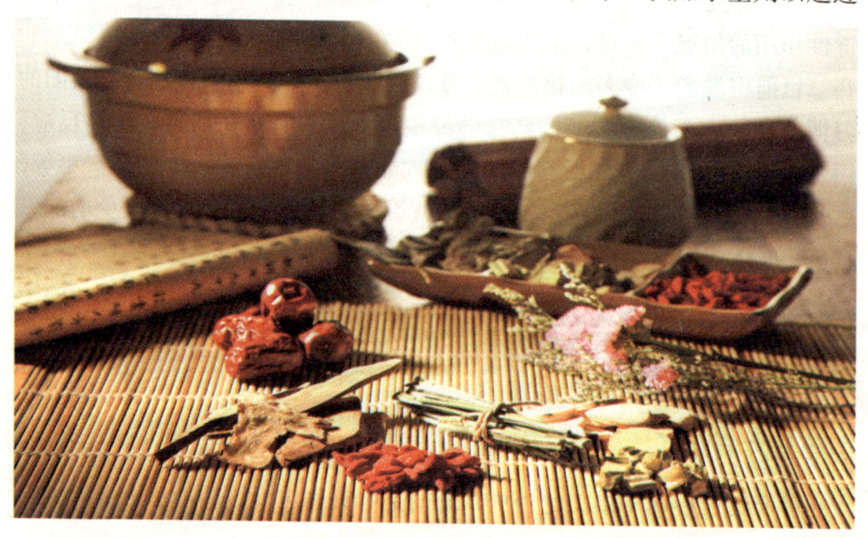

药物表面3厘米为准。

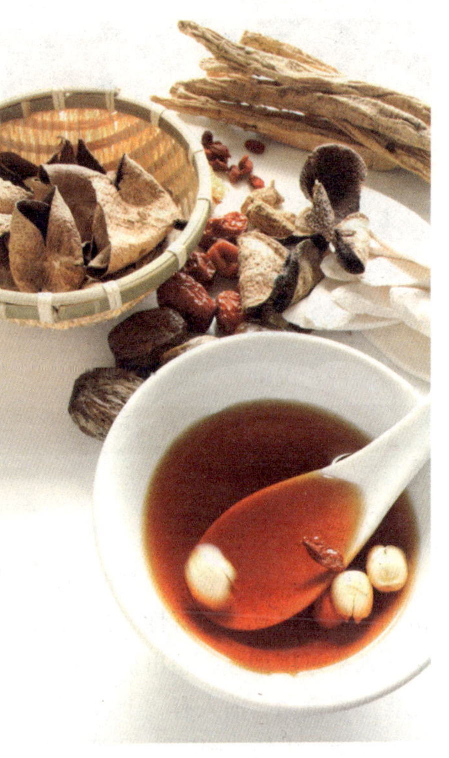

服药三大常识

根据病情选择好需要的药物，煎好之后，服药也需要合理进行，古代医家对此也是非常讲究的。

1. 服药时间

清晨空腹服：因胃中没有食物，所服药物可避免与食物混合，因此可以迅速到达肠中，充分发挥药效。峻下逐水药晨起空腹时服用，不仅有利于药物迅速入肠发挥作用，且可避免晚间频频起床而影响睡眠。

饭前服：驱虫药、攻下药物及其他治疗胃肠道疾病的药物宜饭前服用。因饭前服用，有利于药物的消化吸收。

饭后服：对胃肠道有刺激性的药物宜饭后服用，如消食药宜饭后服用。服药与进食时间应间隔1小时左右，以免影响食物的消化吸收及药效的发挥。

特定时间服：为了让某些药物发挥作用，需在特定的时间服用。如安神药在晚间服用，截疟药应在疟疾发作前2小时服用，急性病药物则不拘时服。

2. 服药量

一般疾病服用汤剂，多为每日剂，每剂分服或三服。病情急重者，可每隔4小时左右服药1次，昼夜不停，使药力持续，利于顿挫病势。应用发汗药、泻下药时，因药力较强，服药应适可而止。呕吐患者服药宜小量频服，药量小则对胃的刺激性小，不致药入即吐，多次频服方可保证一定的服药量。

3. 服药冷热

服药的冷热，多指汤剂。一般应根据病情和药物性质来确定，多宜温

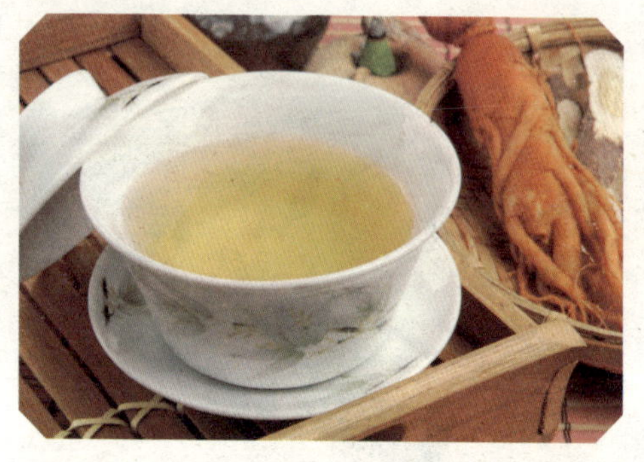

服。若治寒证用热药，则更宜热服。至于治热病所用寒药，如热在胃肠，患者欲冷饮者可凉服，如热在其他脏腑，患者不欲冷饮者，寒药仍以温服为宜。另外在使用时，也有热药凉服，或凉药热服者。丸、散等固体药剂，一般用温开水送服。

中药使用禁忌牢记在心

“十八反”与“十九畏”

有些药品配伍会使药物的治疗作用减弱，导致治疗失败；有些药品配伍则会使不良反应或毒性增强，引起严重不良反应；还有些药品配伍会使治疗效果过度增强，超出机体所能耐受的范围，也会引起不良反应，甚至危害患者健康。前人有“十八反”与“十九畏”的记述，所谓反者即指药物“七情”中的“相反”，所谓畏者即指药物间的“相恶”。

十八反：

甘草反甘遂、大戟、芫花、海藻。

乌头反贝母、瓜蒌、半夏、白蔹、白及。

藜芦反人参、沙参、丹参、玄参、细辛、芍药。

十九畏：

硫黄畏朴硝，水银畏砒霜，狼毒畏密陀僧。

巴豆畏牵牛，丁香畏郁金，川乌、草乌畏犀角。

牙硝畏三棱，官桂畏石脂，人参畏五灵脂。

孕期用药禁忌

妊娠期间服用某些药物，可引起胎动不安，甚至造成流产。根据药物对胎儿影响程度大小，分禁用药与慎用药两类。

1. 禁用药：大多是毒性较强或药性猛烈的药物。如剧烈泻下药巴豆、芦荟、番泻叶，逐水药芫花、甘遂、大戟、商陆、牵牛子，催吐药瓜蒂、藜芦，麻醉药闹羊花，破血通经药牛膝、三棱、莪术、阿魏、水蛭、虻虫，通窍药麝香、蟾酥、穿山甲，其他剧毒药如水银、砒霜、生附子、轻粉等。

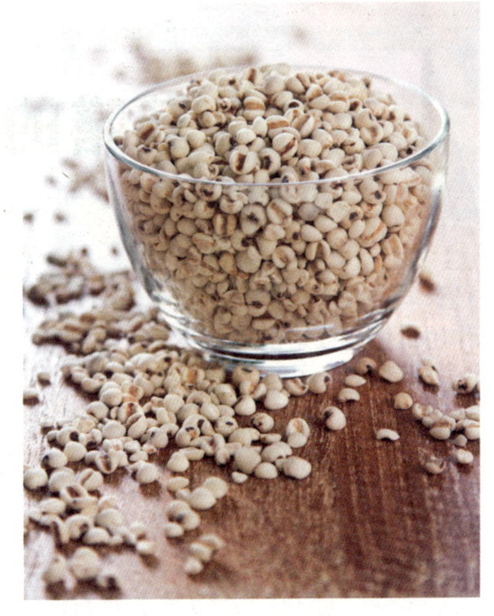

2. 慎用药：大多是烈性或有小毒的药物。如泻下药大黄、芒硝，活血化瘀药桃仁、红花、乳香、没药、王不留行、益母草、五灵脂等，通淋利水药冬葵子、薏苡仁，重镇降逆药磁石，其他如半夏、南星、牛黄、贯众等。

凡禁用药都不能使用，慎用药则应根据孕妇病情酌情使用。可用可不用者，都应尽量避免使用，以免发生医疗事故。

服药期间饮食禁忌

俗话说：“吃药不忌口，坏了大夫手。”无论服用西药还是中药，我们都要注意忌口，否则轻则减轻药效，重则威胁生命。中药忌口是大家都很关心的一个问题，那么在吃中药的时候应该如何忌口呢？

1. 忌浓茶

一般服用中药时不宜喝浓茶，因为茶叶里含有鞣酸，浓茶里含的鞣酸更多，与中药同服时会影响人体对中药有效成分的吸收，降低疗效。尤其是在服用阿胶、银耳时，与茶水同服会使茶叶中的鞣酸、生物碱等产生沉淀，影响人体吸收。如平时有喝茶习惯，可以喝少量绿茶，而且最好在服药 2 ~ 3 小时后再喝。

2. 忌油腻

油腻食物性多黏腻，会助湿生痰，滑肠滞气，不易消化和吸收，而且油腻食物与药物混合后，更能阻碍胃肠对药物有效成分的吸收，降低疗效。服用中药期间，如进食荤腻食物，势必影响中药的药效，故痰湿较重、脾胃虚弱、消化不良及患有高血压、冠心病、高脂血症以及肥胖症的患者更须忌食油腻之物。

药膳的特点

药膳是将药物与食物巧妙结合而配制出的食品，它兼具药品与食品的作用，但又区别于单独的食品和药品，有其独有的特点。

药膳在药物和食物的配伍组方、烹饪方法等方面，均以中医药学和烹饪学的基本理论为指导。重视性味与五脏特定关系的不同药膳，具有寒、热、温、凉四种不同的性质，如得了热病的人食用时应选用寒性药膳，得了寒病的人应选用热性药膳。

药膳同时具有五味的特点，即酸、苦、甘、辛、咸。食用药膳与服药治病不同，对于无病之人，根据自己的体质合理选择药膳进食可达到保健、强身的作用。

对于身患疾病者，可针对疾病分析其特点，选择合适的中药材，通过与食材的搭配，运用传统的烹饪方法烹调，对食用者的身体加以调养，增强体质，帮助药物发挥其药效，从而达到辅助治病的目的。

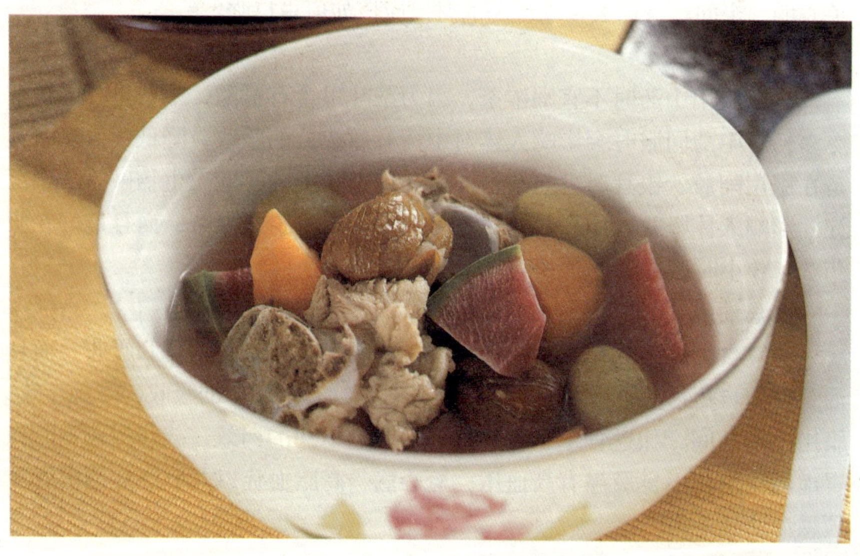

药膳的优点

药膳之所以如此受人们追捧，还因其具有安全性高、疗效显著、方便易做、美味可口的优点，是人们居家养生的不二之选。

①安全性高：在运用药膳时，要先根据所处的地理环境、季节时令，以及使用者的体质状况来判断其基本证型，然后确定相应的食疗原则，最后再进行适当的药膳治疗或滋补。而且将药材与食物进行合理配伍后，再经过细致的烹饪加工，成品不但营养丰富，而且药性平和，不良反应少，所以安全性高。②疗效显著：药膳方主要来源于历代中医、中药文献记载，经过千锤百炼，因此在治病方面具有显著的疗效。药膳调理讲究的是慢调，不像西药那样起效迅速，因此药膳尤其适合于慢性病患者食用。药膳可从根本上祛除疾病，不良反应也相对少，所以其防病强身、延年益寿的功效也是最持久的。③方便易做：药膳原料大多数来自于人们生活中常用的主、副食品，以及常见的一些中草药，很容易就能买到。除个别原料需要根据病情进行特殊烹制外，大多数药膳均采用日常菜肴的烹饪方法，易学易做。④美味可口：药膳以食物为主，即使加入了部分药材，由于注意了药物性味的选择和烹制的方法，因此成品仍然保留着食物的色、香、味等特性，所以口感非常不错，患者容易接受。

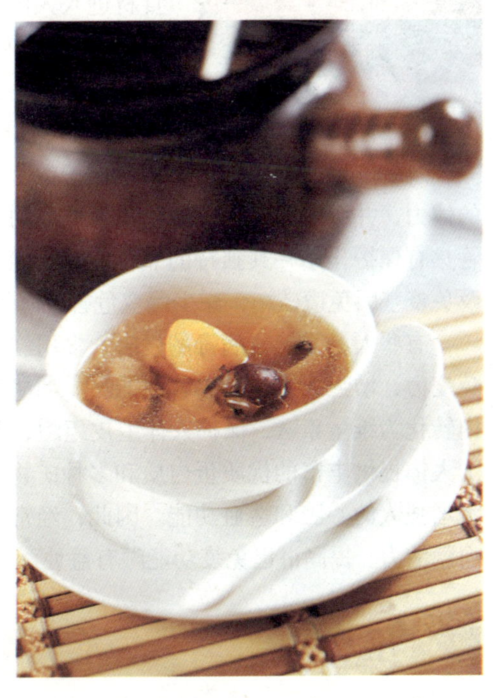

“对色做药膳”

中医认为“药食同源”，用不同颜色的食材，可以辅助治疗不同的疾病，而且可以改善血液健康，如补血、活血、清血等。所以想要保证自身健康，不妨试试“对色做药膳”。

1. 红色食材养心

红色食材包括胡萝卜、红辣椒、西红柿、西瓜、山楂、红枣、草莓、红薯、红苹果等。按照中医的五行学说，红色为火，为阳，故红色食材进入人体后可入心、入血，红色食物大多具有益气补血和促进血液、淋巴液生成的作用。

研究表明，红色食材一般具有极强的抗氧化性，它们富含番茄红素、单宁酸、维生素 A、维生素 C 等，可以保护细胞，同时具有抗炎作用，能增强人的体力，并缓解因工作、生活压力造成的疲劳。尤其是番茄红素，对心血管具有保护作用，其独特的氧化能力，能保护体内细胞，使脱氧核糖核酸及免疫基因免遭破坏，减少癌变危害，降低胆固醇。

有些人易受感冒病毒的侵害，多用红色食材煲汤可增强这类人的机体免疫力，增强人体抗御感冒的能力。如胡萝卜所含的胡萝卜素，可以在体内转化为维生素 A，保护人体上皮组织，预防感冒。此外，红色食材还能为人体提供丰富的优质蛋白质和多种矿物质、维生素以及微量元素，能大大增强人的心脏和造血功能。因此，经常食用一些红色食材，对增强心脑血管活力、提高淋巴免疫功能颇有益处。

2. 黄色食材养脾

现代医学发现，黄色食物中富含维生素 C，可以抗氧化、提高人体免疲力，同时也可延缓皮肤衰老、维护皮肤健康。黄色蔬果中的维生素 D 可促进钙、磷等微量元素的吸收，有效预防老年人骨质疏松症。黄色药材如黄芪等是民间常用的补气食物，气虚体质的老年人也可适量食用。

五行中黄色为土，因此，摄入黄色食物后，其营养物质主要集中在中医所说的中土（脾胃）区域。以黄色为基础的食物如南瓜、玉米、花生、黄豆、土豆、杏等，均可提供优质蛋白、脂肪、维生素和微量元素，常食对脾胃大有裨益。此外，在黄色食物中，维生素 A、维生素 D 的含量均比较丰富。维生素 A 能保护肠道、呼吸道黏膜，可以减少胃炎、胃溃疡等疾患的发生；维生素 D 有促进钙、磷元素吸收的作用，可以起到壮骨强筋之功效，青年朋友不妨多食用。

3. 绿色食材养肝

现代医学发现，绿色食物中富含膳食纤维，可以清理肠胃，保持肠道正常菌群繁殖，改善消化系统功能，促进胃肠蠕动，保持大便通畅，能够有效减少直肠癌的发生。绿色药材和食物是人体的“清道夫”，其所含的各种维生素和矿物质，能帮助体内毒素的排出，更好地保护肝脏，还可明目，对老年人眼干、眼痛、视力减退等症状有很好的食疗功效。

中医认为，绿色（含青色和蓝色）入肝，因此多食绿色食品具有舒肝强肝的作用，是良好的人体“排毒剂”。另外，五行中青绿克黄（木克土，肝制脾），所以绿色食物还能起到调节脾胃功能的作用。绿色蔬菜中含有丰富的叶酸成分，而叶酸已被证实是人体新陈代谢过程中最为重要的维生素之一，可有效地消除血液中过多的同型半胱氨酸，从而保护心脏的健康。绿色食物还是钙元素的最佳来源，对于一些正处在生长发育期或患有骨质疏松症的朋友，绿色蔬菜无疑是补钙佳品。

4. 白色食材养肺

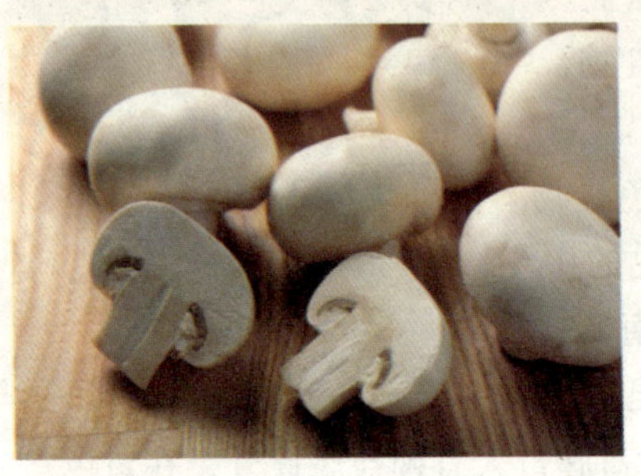

现代医学发现，属于白色食物的米、面富含糖类，是人体维持正常生命活动不可或缺的能量来源。白色蔬果富含膳食纤维，能够滋润肺部，提高免疫力；白肉富含优质蛋白；豆腐、牛奶富含钙质；白果有滋养、固肾、补肺之功效，适宜肺虚咳嗽和老人肺气虚弱导致的哮喘；百合有补肺润肺的功效，肺虚干咳久咳的患者，或痰中带血的老年人非常适合食用。

白色在五行中属金，入肺，偏重于益气行气。据科学分析，大多数白色食物，如牛奶、大米、面粉和鸡鱼类等，蛋白质的含量都比较丰富，经常食用既能消除身体的疲劳，又可促进疾病的康复。此外，白色食物属于安全性相对较高的营养食物。因为白色肉类的脂肪含量要较红色肉类低得多，十分符合科学的饮食结构。特别是高血压、心脏病、高血脂、脂肪肝等患者，食用白色食物会更好。

5. 黑色食材养肾

现代医学发现，黑色食品含有多种氨基酸及丰富的微量元素、维生素和亚油酸等营养素，可以养血补肾，有效改善虚弱体质，同时还能提高机体的自愈能力。而其富含的黑色素类物质可清除体内自由基，富含的抗氧化成分能促进血液循环、延缓衰老，对老年人有很好的保健效果。

五行中黑色主水，入肾，因此，常食黑色食物可以补肾。研究发现，黑米、黑芝麻、黑豆、木耳、海带、紫菜等的营养保健和药用价值都很高，它们可明显减少动脉硬化、冠心病、脑卒中等疾病的发生，对流感、气管炎、咳嗽、慢性肝炎、肾病、贫血、脱发、少白头等均有很好的疗效。

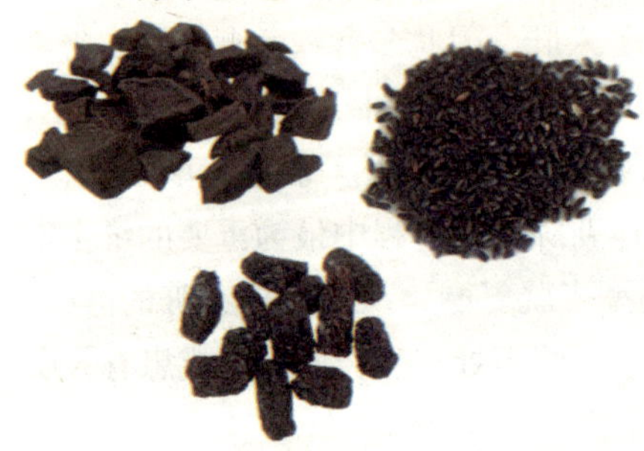

药膳常用的食材

药膳食材就是可供烹饪的药材，有极高的养生价值，通常用于煲汤，部分也可用于炒菜。下面简单介绍一些常见的药膳食材的功效。

1. 人参

属性：味甘、微苦，性微温。

功效：大补元气、固脾生津、安神，治劳伤虚损、食少、大便滑泄、虚咳喘促、尿频等症，还可治妇女崩漏、小儿慢惊、久虚不复等症。

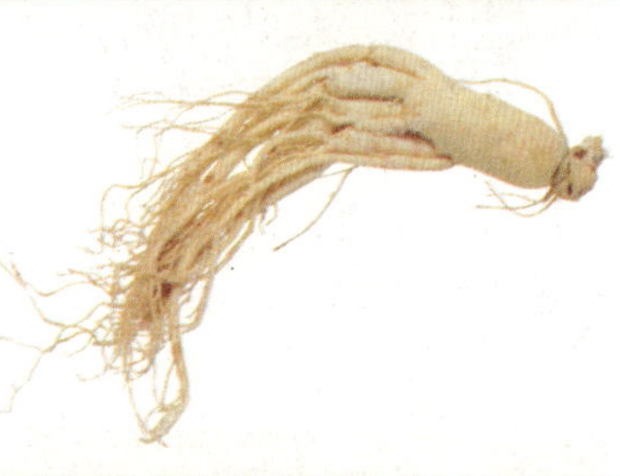

2. 党参

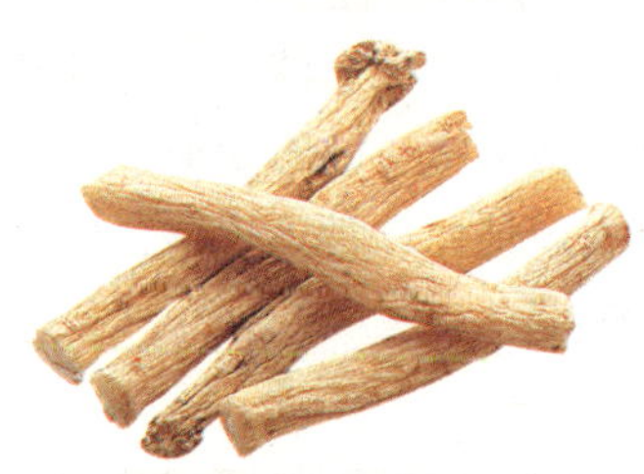

属性：味甘、微苦，性平。

功效：党参具有补中益气、健脾益肺的功效，可治疗气血不足、脾肺虚弱、劳倦乏力、气短心悸、食少溏便、血虚萎黄、便血、崩漏等常见病症。

3. 山药

属性：味甘，性平，无毒。

功效：山药具有补脾养胃、生津益肺、补肾涩精等功效，可用于调理脾虚食少、久泻不止、肺虚喘咳、肾虚遗精、带下、尿频、虚热消渴等症。

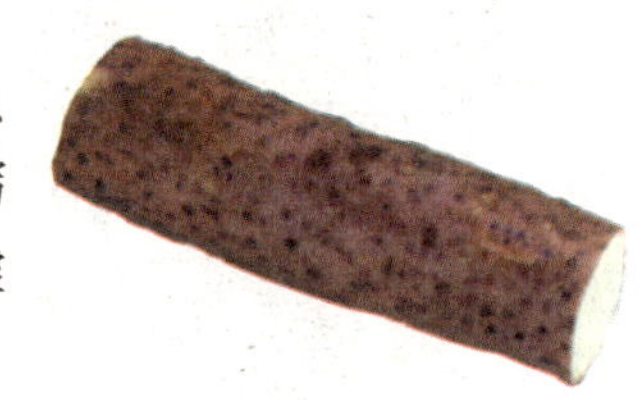

4. 当归

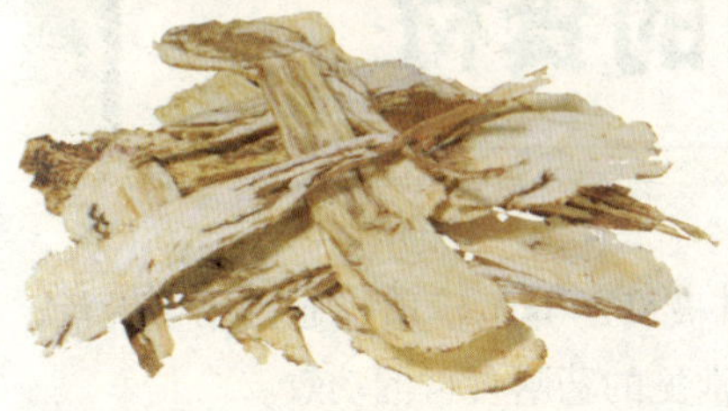

属性：味甘、辛，性温。

功效：可补血活血、润肠通便，可用于治疗血虚萎黄、眩晕心悸、月经不调、经闭痛经、虚寒腹痛、肠燥便秘、跌打损伤等。

5. 阿胶

属性：味甘，性平。

功效：阿胶主要具有滋阴补血、安胎养气的功效，可以治疗血虚、虚劳咳嗽、吐血、鼻出血、便血，以及妇女月经不调、崩中、胎漏等女性疾病。

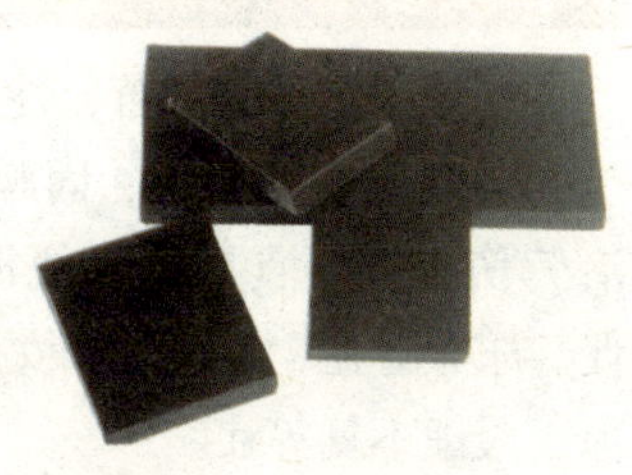

6. 百合

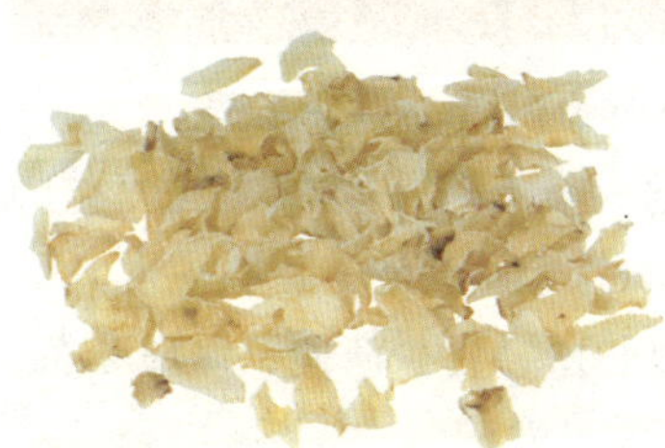

属性：味甘、微苦，性平。

功效：具有润肺止咳、清心安神等功效，可以治疗肺沸久嗽、咳嗽痰血、热病后余热未清、虚烦惊悸、神志恍惚，以及脚气、水肿等病症。

7. 枸杞

属性：味甘，性平。

功效：具有滋肾、润肺、补肝、明目等功效，可以治疗肝肾阴亏、腰膝酸软、头晕目眩、目昏多泪、虚劳咳嗽、消渴、遗精等病症。

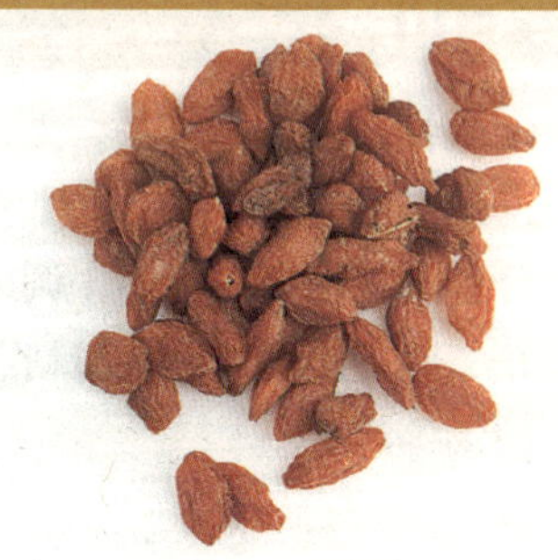

8. 金银花

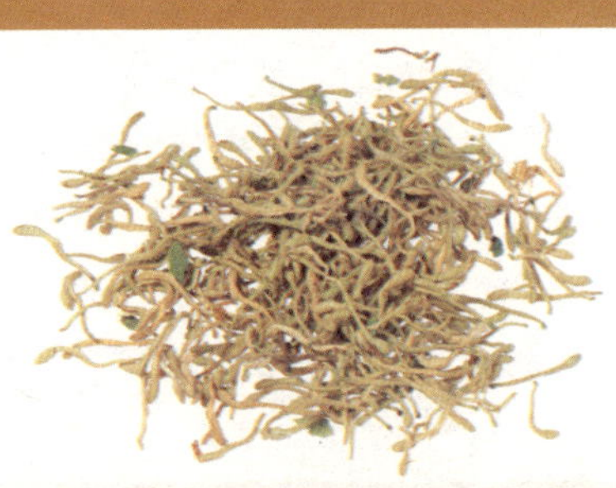

属性：味甘，性寒。

功效：具有清热解毒的功效，可以治疗温病发热、热毒血痢、痈疡、肿毒、瘰疬、痔漏等病症，也是炎热夏日中提神解暑的良饮。

9. 绿豆

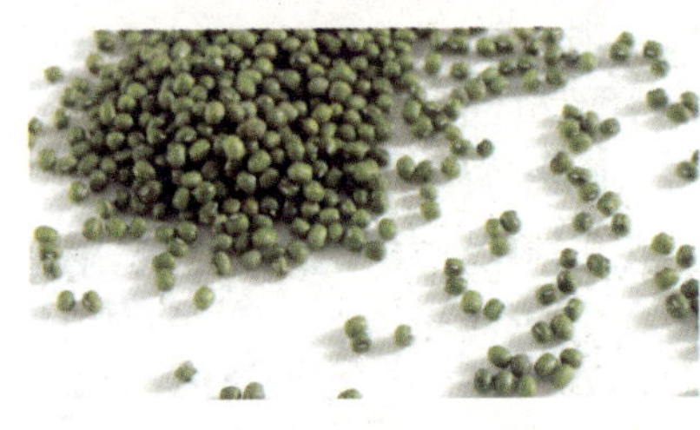

属性：味甘，性凉。

功效：具有清热解毒、消暑、利水等功效，可以治疗暑热烦渴、水肿、泻痢、丹毒、痈肿、解热药毒等病症，也是夏季常备的解暑饮品。

10. 莲子

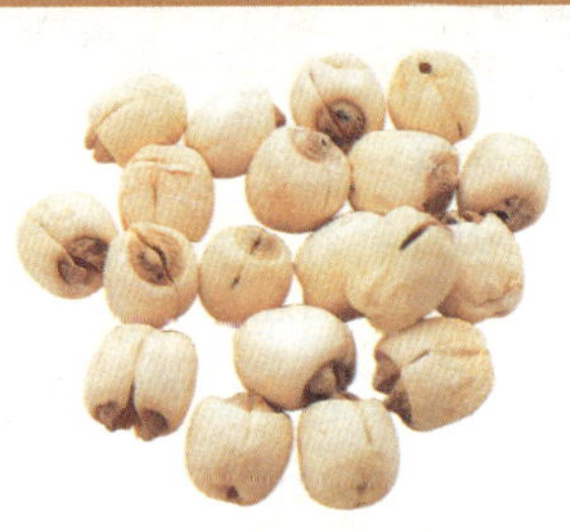

属性：味甘、涩，性平。

功效：具有养心、益肾、补脾、涩肠等功效，多治夜寐多梦、遗精、淋浊、久痢、虚泻、妇人崩漏带下等症。莲子还能止呕、开胃，常用来治疗噤口痢。

11. 山楂

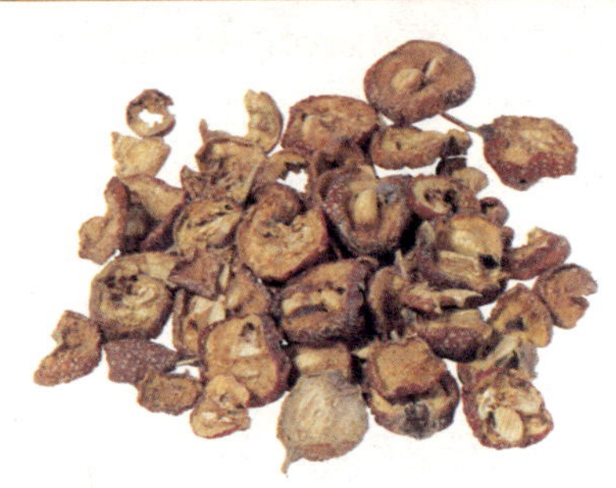

属性：味酸、甘，性微温。

功效：有消食积、散瘀血、驱虫等功效，可以治疗肉积、症瘕、痰饮、痞满、泻痢、肠风、腰痛、恶露不尽等症。

12. 薏仁

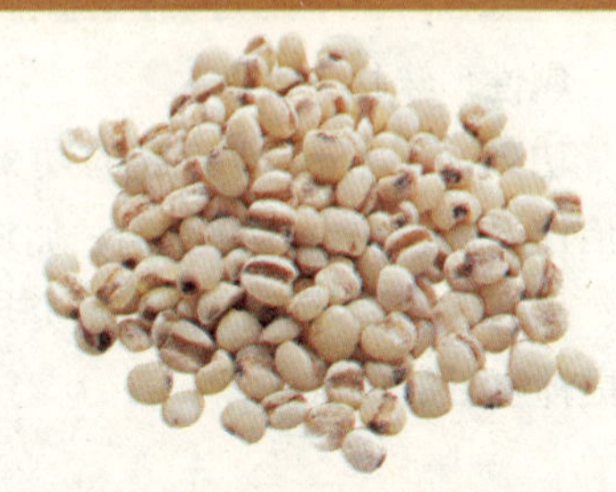

属性： 味甘、淡，性凉。

功效： 有健脾补肺、清热利湿等功效，多用于治疗泄泻、湿痹、筋脉痉挛、屈伸不利、水肿、脚气、肺癣、肠癣、白带过多等症。

13. 芡实

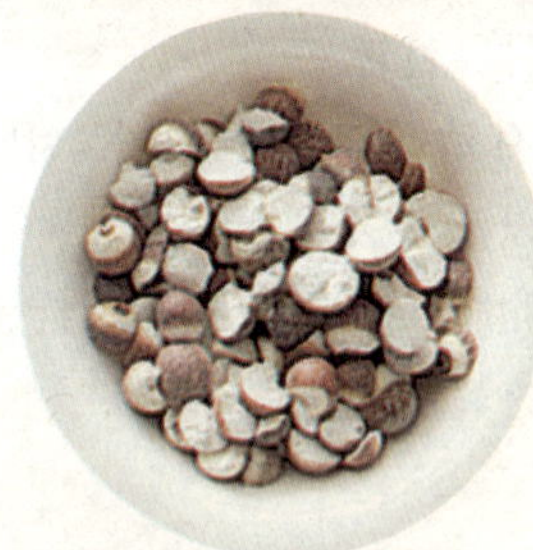

属性： 味甘、涩，性平。

功效： 能固肾涩精、补脾止泻，主治遗精、带下、小便不禁、腹泻等症。用于脾虚泄泻，常配山药、白术；用于遗精、白带过多等，常配金樱子、莲子。

14. 白果

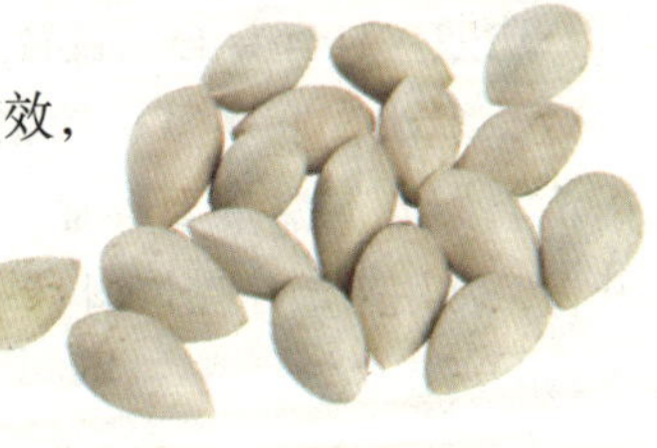

属性： 味甘、苦，性平，有毒。

功效： 有敛肺气、定喘嗽、止带浊等功效，可治哮喘、白带、白浊、遗精、淋病等。对肺病咳嗽、老人虚弱体质的哮喘及各种哮喘痰多者，均有辅助食疗作用。

15. 核桃仁

属性： 味甘，性温。

功效： 具有补肾、温肺、润肠及通便等功效。除此之外，核桃仁含有高浓缩的多种营养成分，具有较好的益智作用。

16. 红枣

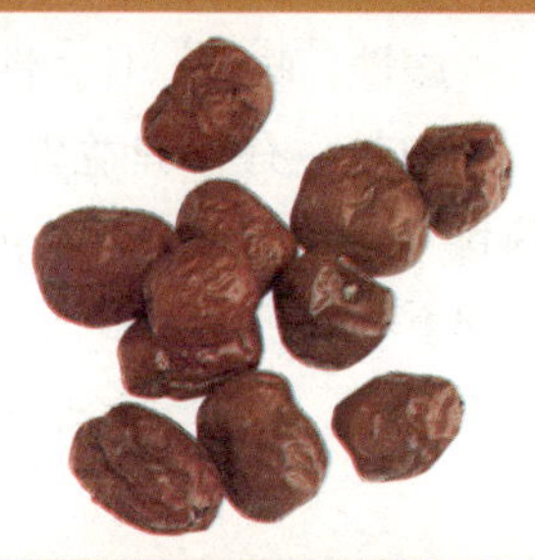

属性： 味甘，性温。

功效： 补中益气、养血安神，能使血中含氧量增加，滋养全身细胞，是一种药效缓和的强壮剂。

17. 玉竹

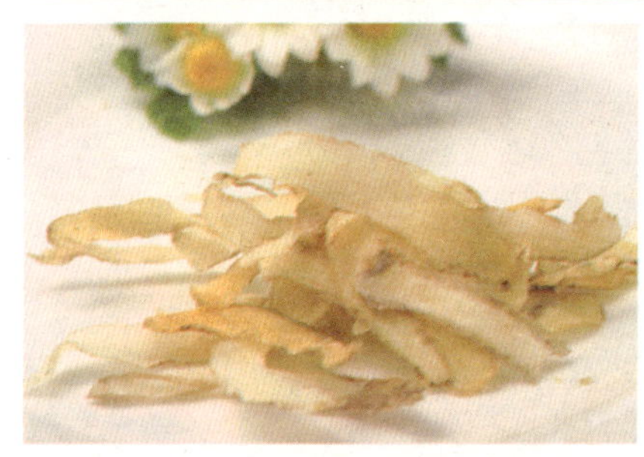

属性： 味甘，性平。

功效： 有养阴、润燥、除烦、止渴等功效，可以治疗热病阴伤、咳嗽烦渴、虚劳发热、消谷易饥、小便频数等病症。

18. 菊花

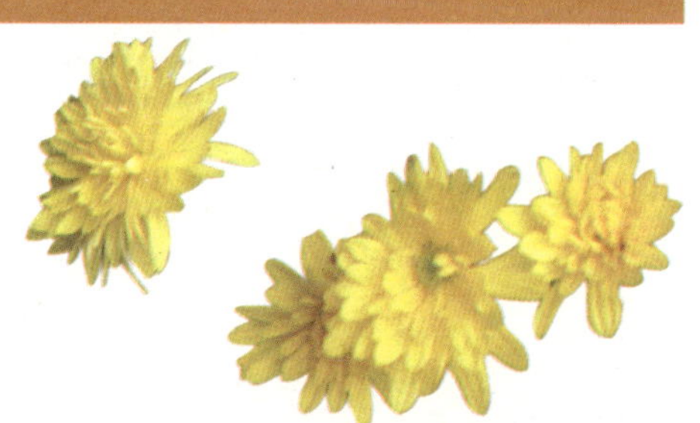

属性： 味甘、苦，性凉。

功效： 菊花具有疏风、清热、消渴明目、解毒等功效，可治头痛、眩晕、目赤、心胸烦热、疔疮、肿毒等病症。

19. 龙眼肉

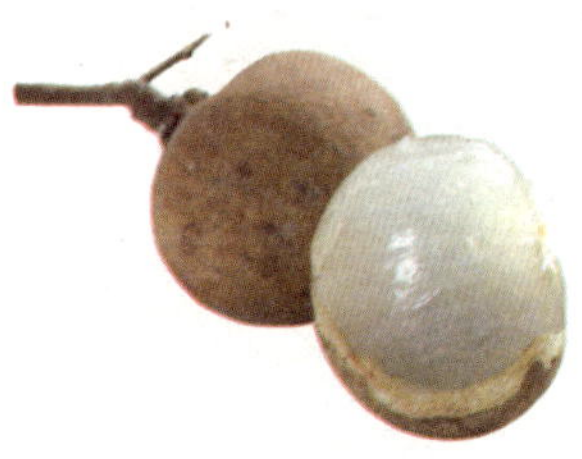

属性： 味甘，性温。

功效： 有益心脾、补气血、安神等功效，多用于治疗虚劳羸弱、失眠、健忘、惊悸、怔忡等病症。

20. 白术

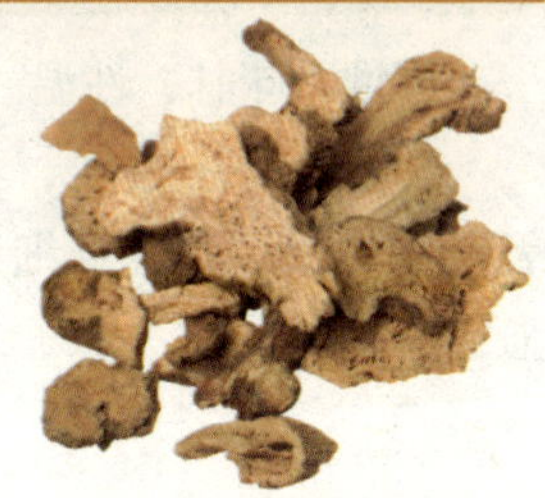

属性： 味苦、甘，性温。

功效： 有补脾益胃、燥湿和中之功，可治脾胃气弱、倦怠少气、虚胀腹泻、水肿、黄疸、小便不利、自汗、胎气不安等症。

第二章

调理呼吸系统疾病的药膳

●呼吸系统疾病的不适症状主要有咳嗽、咳痰、咯血、气喘、呼吸困难、胸痛等。常见的呼吸系统疾病有感冒、哮喘、肺炎、肺癌等。

●常用于辅助治疗呼吸系统疾病的食物有猪肺、白扁豆、蜂蜜、杏仁、百合、梨、金橘、核桃、山药、牛蒡根、银耳、柚子等。

●常用于治疗呼吸系统疾病的中药材有桔梗、麻黄、苏子、蛤蚧、百部、冬虫夏草、白果、枇杷、桑白皮、沙参、玉竹等。

感冒

感冒，中医称“伤风”，是一种由多种病毒引起的呼吸道常见病。中医将感冒分为风寒感冒、风热感冒、暑湿感冒和时行感冒等四种类型。

发病原因

感冒主要的致病病毒为冠状病毒和鼻病毒。当人们因受凉、过度疲劳、营养不良等原因引起机体抵抗力下降时，就易诱发冠状病毒和鼻病毒的感染。

临床症状

风寒感冒：患者有畏寒、发热、鼻塞、流清涕、咳嗽、头痛、无汗、喜热饮、小便清长、舌苔薄白等症状。

风热感冒：患者有发热较轻、不恶寒、头痛较轻、有汗、鼻塞流涕、咳嗽、伴咽喉痛、口干喜冷饮、小便黄、大便秘结、舌质红、舌苔薄黄等症状。

暑湿感冒：此类型感冒多发生在夏季，患者表现为畏寒、发热、口淡无味、头痛、头胀、腹痛、腹泻、呕吐等症状。

时行感冒（流感）：时行感冒与风热感冒的症状相似，患者通常有畏寒、高热、头痛剧烈、全身酸痛、鼻塞流涕等表现。

治疗原则

治疗风寒感冒宜发散风寒、辛温解表；治疗风热感冒宜清热利咽、辛凉解表；暑湿感冒常发生在夏季，治疗宜祛湿和中、解暑；对于时行感冒，治疗应以抗流感病毒、增强患者免疫力为主。

感冒调理药膳

白芷鱼头汤

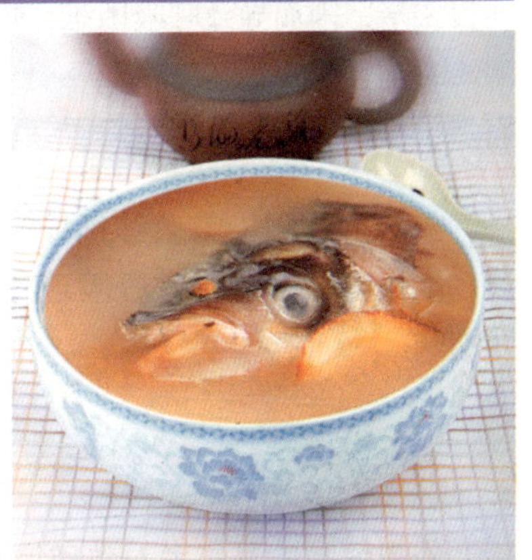

原料：鳙鱼头1个，川芎5克，白芷1克，生姜5片，盐、食用油各适量。

做法：

1. 将鳙鱼头洗净，去鳃和内脏，起油锅，下鱼头煎至微黄，取出备用；川芎、白芷洗净。

2. 把川芎、白芷、生姜、鱼头一起放入炖锅内，加适量开水，炖锅加盖，小火隔水炖2小时。

3. 加入盐调味即可。

功效：本品具有发散风寒、祛风止痛的功效，适合风寒感冒的患者食用。

菊豆枸杞汤

原料：菊花10克，绿豆30克，枸杞20克，红糖适量。

做法：

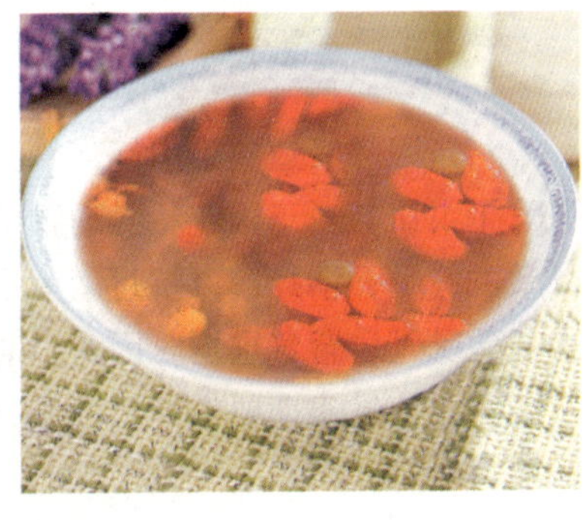

1. 将绿豆洗净，用清水浸约半小时；枸杞、菊花洗净。

2. 把绿豆放入锅内，加适量清水，大火煮沸后，小火煮至绿豆开花。

3. 加入菊花、枸杞，再煮20分钟，加入红糖调味即可。

功效：本品具有疏风散热、泻火利尿的功效，适合风热感冒患者食用。

哮喘

哮喘是一种慢性支气管疾病，患者的气管因为发炎而肿胀，呼吸管道变得狭窄，因而导致呼吸困难。哮喘可分为内源性哮喘和外源性哮喘两类。

发病原因

猫狗的皮垢、霉菌等过敏源的侵入、微生物感染、过度疲劳、情绪波动大、气候寒冷导致呼吸道感染、天气骤变或气压降低等都可能引发哮喘病。

临床症状

外源性哮喘是患者对致敏原产生过敏的反应，常见致敏原包括尘埃、花粉、动物毛发、衣物纤维等。患者常有发作先兆，如发作前先出现鼻痒、咽痒、流泪、喷嚏、干咳等，发作期出现喘息、胸闷、气短、平卧困难等症状。

内源性哮喘患者一般先有呼吸道感染，出现咳嗽、吐痰、低热等症状，后逐渐出现喘息、胸闷、气短症状。多数病程较长，缓解较慢。

治疗原则

对于因呼吸道感染引起气管狭窄所致的哮喘，治疗的首要任务是松弛气管平滑肌。对于因花粉、动物毛发、刺激性气味等因素引起气管过敏所导致的哮喘，治疗应以抗过敏为主。哮喘病是一种慢性消耗性疾病，久之会导致肺气、肾气虚弱。因此，对于虚喘患者，治疗应以补肾敛肺、纳气定喘为主。发病期要补充蛋白质、维生素和矿物质，以增强患者体质和抗病能力。

哮喘调理药膳

菊花桔梗雪梨汤

原料：甘菊5朵，桔梗5克，雪梨1个，冰糖5克。

做法：

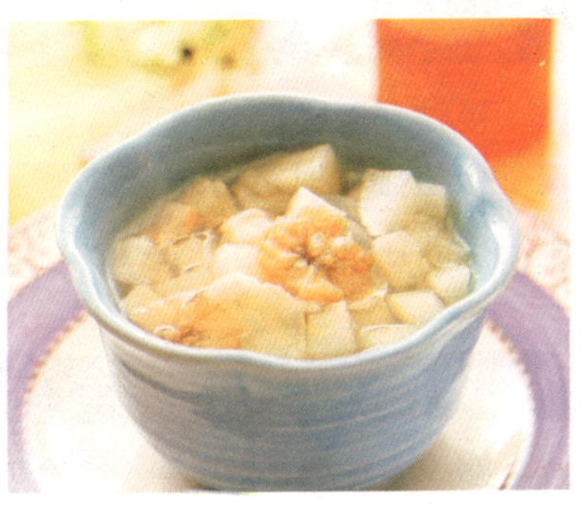

1. 甘菊、桔梗洗净，加1200毫升水煮开，转小火继续煮10分钟，去渣留汁。

2. 加入冰糖搅匀，盛出放凉。

3. 梨子洗净，削去皮，梨肉切丁，加入已凉的甘菊水即可。

功效：本品开肺宣气、清热止咳，适合咳嗽气喘、咳吐黄痰等患者食用。

紫菀款冬猪肺汤

原料：紫菀10克，款冬15克，猪肺300克，盐6克，姜片4克。

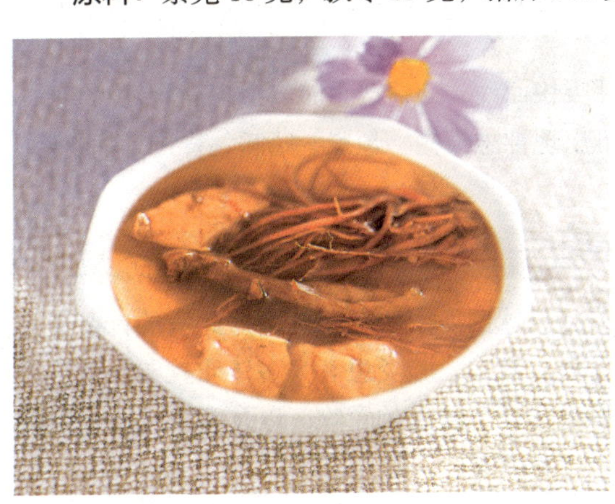

做法：

1. 将猪肺用清水洗净，切块。

2. 将猪肺与洗净的紫菀、款冬共煮。

3. 煮至熟时加入盐、姜片调味即可。

功效：本品具有补肺定喘、止咳化痰的作用，适合哮喘患者食用。

肺炎

肺炎又名肺闭喘咳和肺风痰喘，是指肺泡腔和间质组织中发生的肺实质感染，通常发病急、变化快、并发症多，是内科、儿科的常见病之一。

发病原因

接触到顽固性病菌或病毒；患者自身抵抗力弱，如有长期吸烟史；上呼吸道感染时没有正确处理；心肺有其他病变，如癌症、气管扩张、肺尘埃沉着病等。

临床症状

寒战、高热：起病急，突然寒战，继发高热，体温可高达39℃~40℃，伴有头痛、全身肌肉酸痛，食量减少。

咳嗽、咯血：初期为刺激性干咳，继而咳出白色黏液痰或带血丝痰，而后会咳出黏液血性痰或铁锈色痰，进入消散期痰量增多，痰黄而稀薄。

胸痛：常有剧烈针刺样胸痛，随咳嗽或深呼吸而加剧，可放射至肩或腹部。

呼吸困难：呼吸困难、呼吸快而浅，病情严重时会出现面唇发绀。

其他症状：严重感染者可出现神志模糊、烦躁、嗜睡、昏迷等症状。

治疗原则

肺炎多因感染葡萄球菌或肺炎球菌所引起，因此治疗此病的首要任务是对抗葡萄球菌、抑制肺炎球菌。其次，肺炎患者大多体质较弱，抵抗力差，所以在治疗的同时，应多进食补益肺气的食物，以及富含优质蛋白的食物，以增强患者的体质。

肺炎调理药膳

白果扒草菇

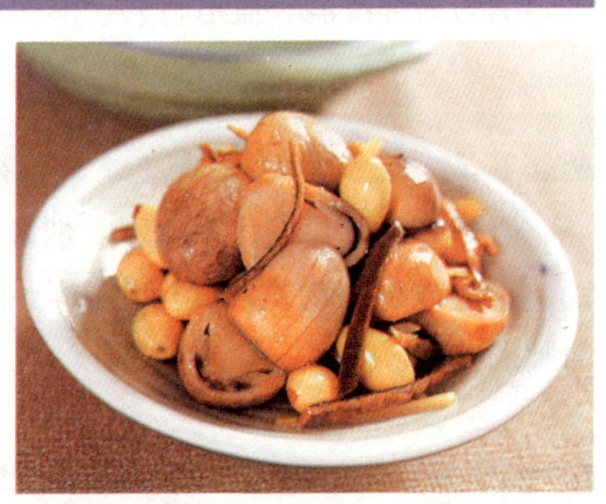

原料： 白果 15 克，草菇 450 克，陈皮 6 克，姜丝 10 克，葱花、盐、味精、香油、食用油各适量。

做法：

1. 将草菇洗净，切片；白果去皮发好；陈皮泡后切成丝。
2. 锅内加少许底油，下葱花、姜丝爆香后，下入陈皮和草菇翻炒。
3. 加入白果，调入盐、味精、香油翻炒均匀即可。

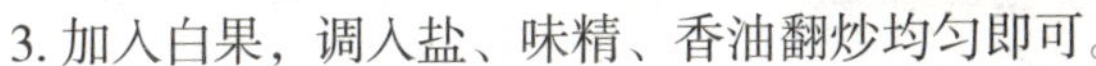

功效： 本品可止咳化痰，适合咳吐白痰或咳嗽痰少的肺炎患者食用。

复方菊花茶

原料： 金银花 21 克，菊花、桑叶各 9 克，杏仁 6 克，芦根 30 克（鲜品加倍），蜂蜜适量。

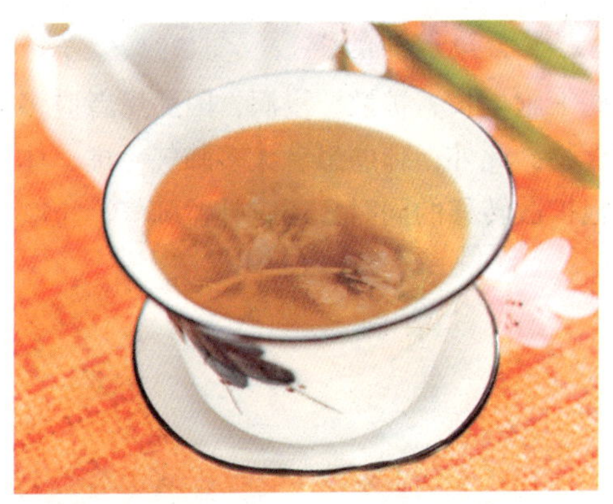

做法：

1. 将金银花、菊花、桑叶、杏仁、芦根用水略冲洗。
2. 放入锅中用水煮后将汤盛出。
3. 待凉后加入蜂蜜即可。

功效： 本品具有清热润肺、止咳化痰的功效，可用于肺炎患者的食疗。

肺癌

肺癌是指原发生于支气管上皮细胞的恶性肿瘤。肺癌扩散转移的方式可归纳为局部浸润、血道转移、淋巴道转移和种植转移四种。

发病原因

吸烟者的肺癌发病率比不吸烟者高10倍。另外，大气污染，长期接触铀、镭等放射性物质及其衍化物均可诱发肺癌。肺结核、硅肺、尘肺等可与肺癌并存。

临床症状

肺癌在早期并无特殊症状，仅有一般呼吸系统疾病所共有的症状，具体表现有：咳嗽、低热、胸痛（可为闷痛、隐痛或胀痛）、痰血（痰中带血）。部分患者会出现骨关节肿胀疼痛、变形。有少数患者有肩背痛症状。

胸部疼痛是肺癌晚期患者最常见的症状，患者还可出现声音嘶哑、面颈部水肿、气促、呼吸困难、胸腔积液等表现。

治疗原则

治疗肺癌的首要任务是抑制癌细胞生长、扩散、浸润，因此患者应多进食具有防癌抗癌效果的药材和食物。此外，肺癌患者大多肺气亏虚，体质较弱，因此在抗癌、抑制癌细胞扩散转移的同时，还应补益肺气、止咳化痰，增强抗癌抗病的能力。

肺癌调理药膳

冬虫夏草养肺茶

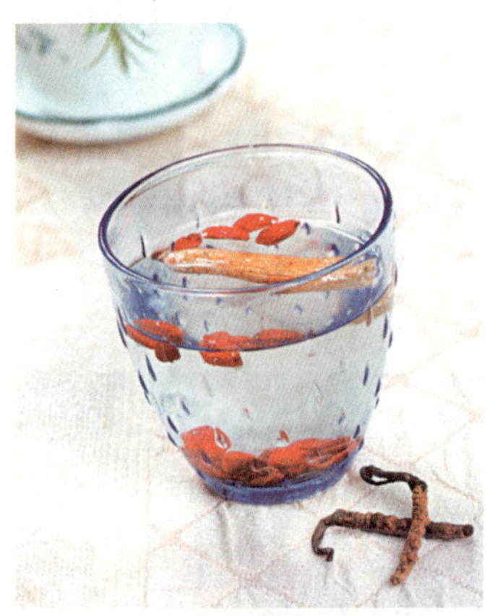

原料：冬虫夏草、西洋参、北沙参、枸杞各 6 克。

做法：

1. 将冬虫夏草研磨成粉末备用。
2. 将冬虫夏草、西洋参、北沙参、枸杞放入杯中，冲入约 500 毫升的沸水。
3. 静置数分钟后即可饮用。

功效：本品补虚损、益精气、止咳嗽、补肺肾，对肺癌患者大有益处。

白及玉竹养肺饮

原料：燕窝 6 克，白及、玉竹各 5 克，冰糖适量。

做法：

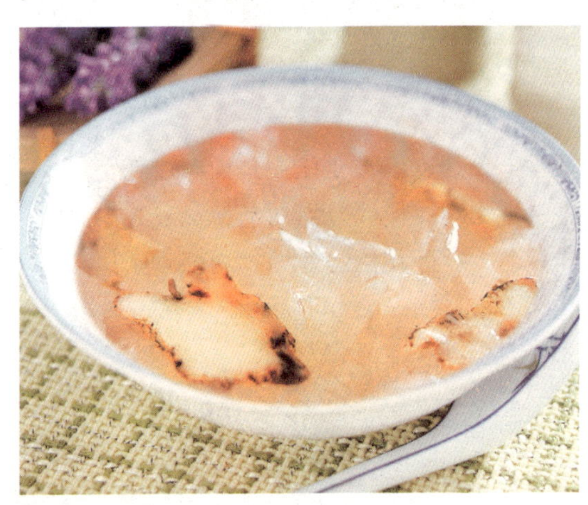

1. 燕窝、玉竹冲净泡发，白及略洗。
2. 将燕窝、玉竹、白及入瓦锅中，小火炖烂，加适量冰糖再炖。
3. 每日早晚各服 1 次。

功效：本品具有补益肺肾、纳肺止血的功效，适合肺癌咯血患者食用。

南北杏无花果煲排骨

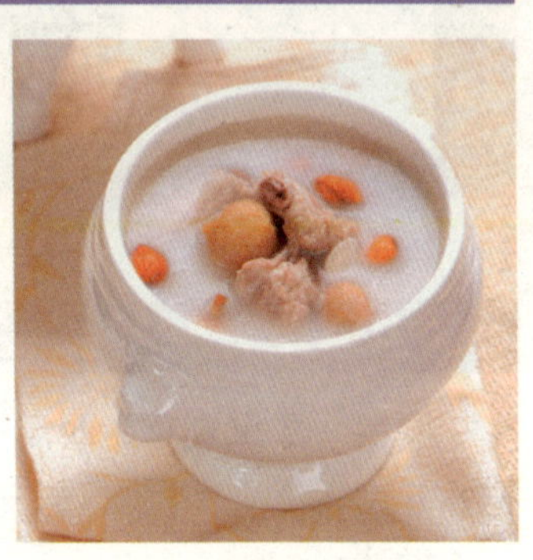

原料：排骨 200 克，南北杏各 10 克，无花果适量，盐 3 克，鸡精 4 克。

做法：

1. 排骨洗净，斩段或块；南北杏、无花果均洗净。

2. 锅加水烧开放入排骨氽尽血渍，捞出洗净。

3. 砂煲内注上适量清水烧开，放入排骨、南北杏、无花果，用大火煲沸后改小火煲 2 小时，加盐、鸡精调味即可。

功效：本品有益肺止咳、强身健体等功效。

蜜枣白菜羊肺汤

原料：羊肉 300 克，白菜 100 克，蜜枣、南杏各适量，香菜 10 克，盐 4 克，鸡精 3 克。

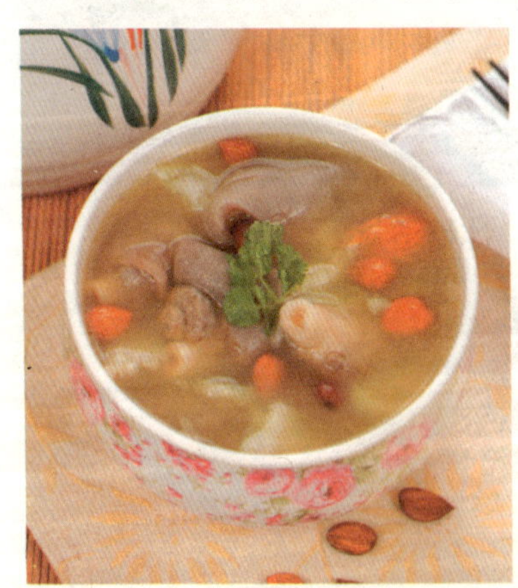

做法：

1. 羊肉洗净，切块，氽烫；白菜洗净切段；香菜洗净切段。

2. 汤锅中放入羊肉、白菜、蜜枣、南杏，加入适量清水，大火烧沸后转小火炖 2 小时。

3. 调入盐和鸡精，撒上香菜段即可。

功效：本品具有益肺补中、防治骨质疏松，改善贫血的功效。

第三章

调理五官科疾病的药膳

●五官科疾病会严重地影响到人们的正常生活，对人体造成很大的伤害。如五官科疾病中的鼻炎，其临床症状各异，危害极大，当影响鼻腔的生理功能时，会出现呼吸障碍，引发血氧浓度降低，影响其他组织和器官的功能与代谢，从而出现如头痛、头晕、记忆力下降，胸痛、胸闷、精神萎靡等症状，甚至会出现肺气肿、肺心病、哮喘等严重并发症。

●常用于辅助治疗五官科疾病的食材有葡萄、乳酪、绿豆、薏米、赤小豆、黑米、萝卜、生姜、莲藕、冬瓜、香菇、黑木耳、银耳、丝瓜、猪肝、菠菜等。

●常用于治疗五官科疾病的中药材有金银花、黄连、鱼腥草、板蓝根、薄荷、罗汉果、川芎、苍术、辛夷、细辛、葱白、白芷、决明子、麻黄、黄芪、党参、地龙、枸杞、熟地等。

口腔溃疡

口腔溃疡又称为“口疮”，是发生在口腔黏膜上的表浅性溃疡，多发生于唇内侧、舌尖、舌缘、舌腹、颊、软腭、前庭沟等部位。

发病原因

原发性口腔溃疡的诱因可能是局部创伤、精神紧张、上火及维生素或微量元素缺乏等。复发性口腔溃疡常与缺乏B族维生素以及消化道疾病有关。

临床症状

轻型口疮：溃疡呈圆形或椭圆形，大小、数目不等，分布较分散，溃疡面边缘整齐，周围有红晕，有疼痛感，愈后不留瘢痕，常反复发作。

疱疹样口疮：溃疡小且数目可多达20个以上，分布较广泛，不成簇，无融合现象。患者有疼痛并伴有头痛、低热等全身症状，愈后不留瘢痕。

腺周口疮：溃疡好发于唇内侧及口角区黏膜，多单个发生，且大而深，呈“弹坑”状，边缘隆起，底不平，微硬。病程较长，愈后易留下瘢痕。

治疗原则

大多数口腔溃疡与上火有关，治疗时宜清热泻火。其次，缺锌也会导致溃疡加重，影响创面愈合，因此缺锌的口腔溃疡患者宜补锌。复发性口腔溃疡常与缺乏B族维生素有关，此类口腔溃疡患者在治疗时应补充足够的B族维生素。

口腔溃疡调理药膳

赤小豆薏米汤

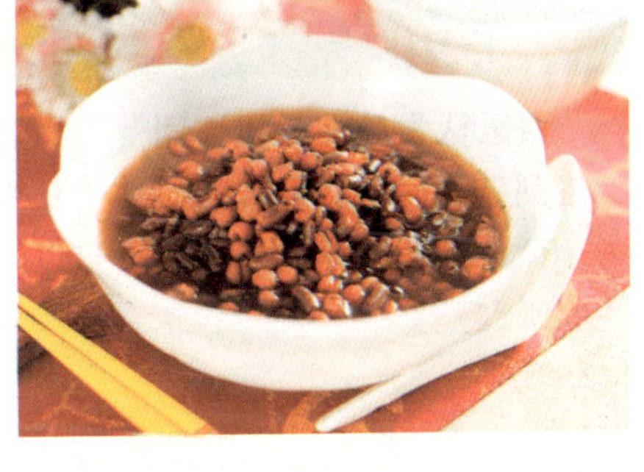

原料： 赤小豆、薏米各 100 克。

做法：

1. 赤小豆、薏米分别洗净，浸泡数小时。

2. 锅置于火上，加水 500 毫升，大火煮开，倒入赤小豆、薏米后用文火煮烂即可。

3. 可分 3 次食用。

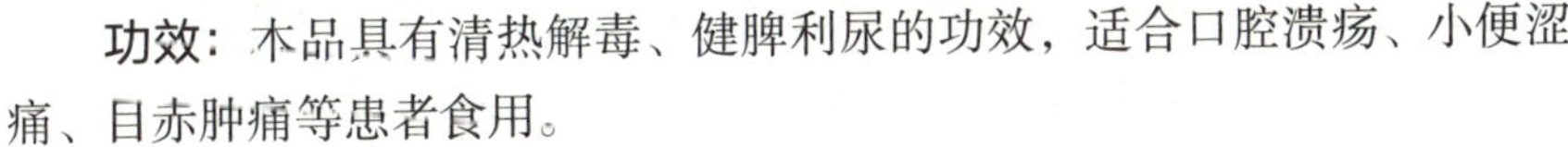

功效： 本品具有清热解毒、健脾利尿的功效，适合口腔溃疡、小便涩痛、目赤肿痛等患者食用。

莲子萝卜汤

原料： 莲子 30 克，白萝卜 250 克，白糖适量。

做法：

1. 将莲子去莲心，洗净；白萝卜洗净，切片，备用。

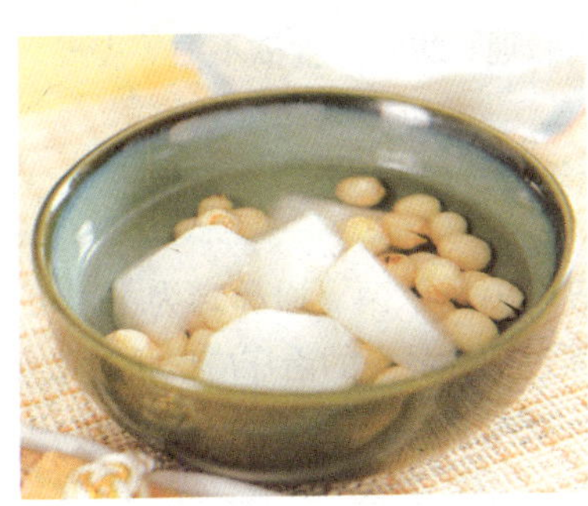

2. 锅内加适量水，放入莲子，大火烧沸，改用小火煮 10 分钟，再放入萝卜片，小火煮沸 5 分钟。

3. 调入白糖即成。

功效： 本品具有抑制口腔细菌生长、宽中下气、清热润肺、解毒的功效，适合口腔溃疡、胃肠积食患者食用。

鼻炎

鼻炎是鼻腔黏膜的非特异性炎症，是一种鼻科常见病，以鼻塞、多脓涕、头痛为主要表现，可伴有轻重不一的鼻塞、头痛及嗅觉障碍。

发病原因

西医认为鼻炎是机体因受凉、过劳、抵抗力降低或鼻腔黏膜防御功能遭到破坏时，病毒侵入机体生长繁殖而产生的鼻腔黏膜炎症。中医认为，鼻炎是脾肺虚弱、肺气不足以致不能抗御外邪，易感受风热、风寒之邪所致。

临床症状

间歇性和交替性鼻塞：如在白天、天热、劳动或运动时鼻塞减轻，而夜间、寒冷或静坐时鼻塞加重。或侧卧时，居下侧鼻腔阻塞，上侧鼻腔通气良好。

多涕：鼻涕常为黏液性或黏脓性，偶成脓性，多有腥臭味。

嗅觉下降：多由于鼻黏膜肿胀导致气流不能进入嗅觉区域，或是嗅区黏膜受慢性炎症长期刺激，导致嗅觉功能减退或消失。

头痛、头昏：慢性鼻炎多表现为头有沉重感，说话呈闭塞性鼻音。

其他全身症状：多数人体有疲倦、记忆力减退、失眠、食欲不振等表现。

治疗原则

单纯性鼻炎多因细菌感染引起，治疗应以消炎杀菌、通鼻窍为主，可有效改善患者鼻塞、鼻痒、流脓涕等症状。而过敏性鼻炎的治疗应以抗过敏、抗变态反应为主，主要改善患者的敏感体质，缓解鼻痒、喷嚏连连等症状。

鼻炎调理药膳

金银花鱼腥草白芷茶

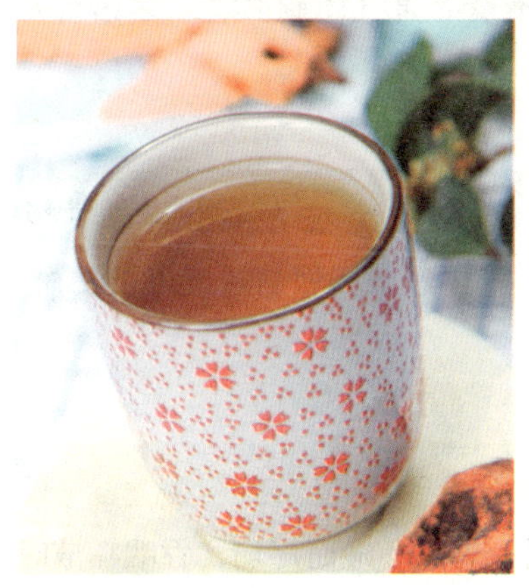

原料：金银花15克，鱼腥草、白芷各10克，辛夷8克，白糖适量。

做法：

1. 将金银花、鱼腥草、白芷、辛夷洗净，备用。

2. 将洗净的药材放入炖盅内，然后加入适量的清水，用小火煮大约5分钟。

3. 取汁倒入杯中，加入适量白糖搅拌均匀，等稍凉后即可饮用。

功效：本品清热解表，可辅助治疗风热感冒引起的鼻塞、流黄涕，以及慢性鼻炎、鼻窦炎等病症。

葱白红枣鸡肉粥

原料：红枣10颗，葱白10克，鸡肉、粳米各100克，香菜、生姜各10克。

做法：

1. 将粳米、生姜、红枣洗净；鸡肉洗净切粒备用。

2. 将以上4种材料放入锅中煮半个小时左右。

3. 粥成，再加入葱白、香菜调味即可。

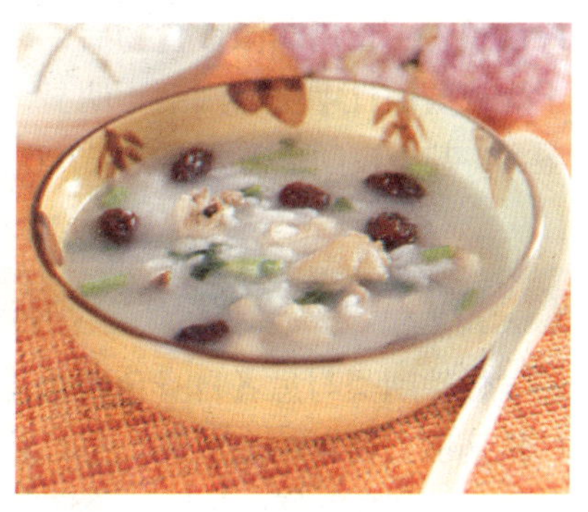

功效：补中益气、宣通鼻窍。可用于鼻炎伴中气不足及食欲不振者的食疗。

咽炎

咽炎多由病毒和细菌感染引起，主要致病菌为链球菌、葡萄球菌和肺炎球菌等。好发于长期吸烟者、长期遭受有害气体刺激者、多语者及嗜酒者。

发病原因

鼻疾、扁桃体炎、龋齿、粉尘及化学气体过敏、烟酒过度以及贫血、便秘、肝脏病、肾脏病等都可引起咽炎。

临床症状

急性咽炎：起病急，初起时咽部干燥、灼热；继而疼痛，吞咽唾液时咽痛往往比进食时更为明显，可伴发热、头痛、食欲不振、四肢酸痛、大便干、口干渴；侵及喉部，可伴声嘶和咳嗽。如果咽痛剧烈，影响吞咽，还会造成体内营养、代谢失调。如果急性咽炎治疗不及时，会反复发作，转为慢性。

慢性咽炎：咽部不适，有干、痒、胀，分泌物多等表现，咽痒引起阵阵刺激性咳嗽，易干恶，咽部有异物感，咳之不出，咽之不下。尤其是在说话稍多、食用刺激性食物后，以及疲劳或天气变化时症状会加重。若是干燥或萎缩性咽炎，则咽干明显，讲话和咽唾液也感到费劲，需频频饮水湿润，甚至夜间也需要起床喝几次水。

治疗原则

慢性咽炎与患者自身免疫功能低下有直接关系。因此，只要增强患者的抗病能力便可治愈此病。急性脓毒性咽炎多由溶血性链球菌引起，症状较严重，咽喉部红肿化脓，治疗时应以杀灭溶血性链球菌为主要治疗手段。

咽炎调理药膳

冬瓜薏米煲老鸭

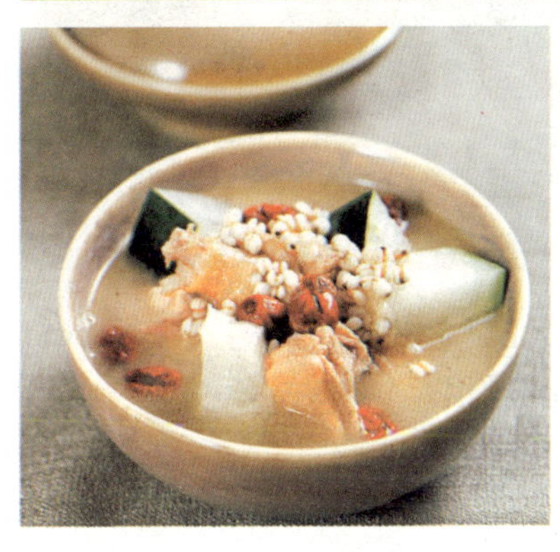

原料：冬瓜200克，老鸭1只，连翘15克，红枣、薏米各少许，姜、盐、鸡精、胡椒粉、香油、食用油各适量。

做法：

1. 冬瓜洗净切块；鸭洗净剁成块；姜去皮，切片；红枣、连翘洗净。

2. 锅上火，油烧热，爆香姜片，加入清水烧沸，下鸭块汆烫后捞起。

3. 将鸭块转入砂钵内，放入红枣、连翘、薏米、冬瓜煲至熟，调入盐、鸡精、胡椒粉，淋入香油即可。

功效：本品清热解毒、滋阴利咽，适合咽喉干燥、喉间有异物感者食用。

甘草清咽汤

原料：甘草5克，胖大海、玄参、玉竹各10克，白糖少许。

做法：

1. 将玄参、玉竹、甘草洗净，放入锅内。

2. 加清水煮沸15分钟后离火。

3. 加入白糖，最后加入洗净的胖大海，凉后放入冰箱，食用时取出即可。

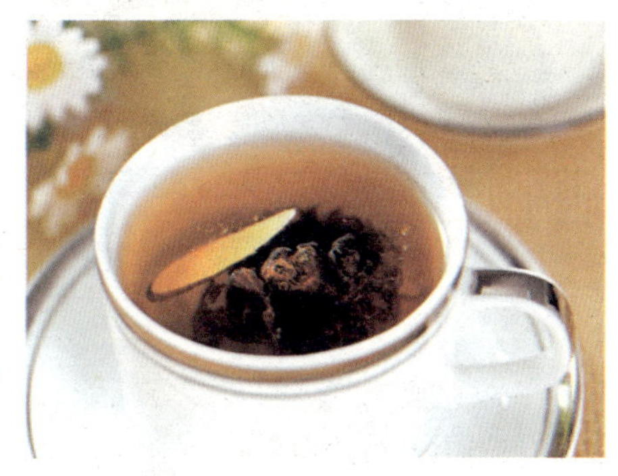

功效：本品可解咽喉干燥，对干燥性咽炎有很好的疗效。

厚朴蔬果汁

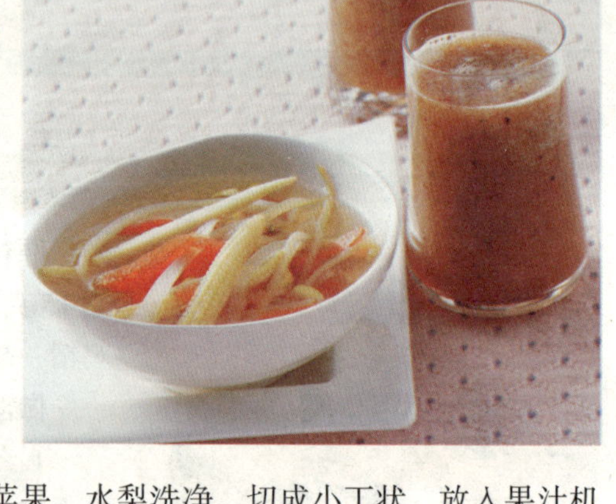

原料：厚朴15克，陈皮10克，西芹30克，苜蓿芽10克，菠萝35克，苹果35克，水梨35克，八宝粉1小匙，梅子浆1小匙，蓝莓1小匙。

做法：

1. 厚朴、陈皮洗净与清水置入锅中。

2. 以小火煮沸约2分钟，滤取药汁降温备用。

3. 西芹、苜蓿芽、菠萝、苹果、水梨洗净，切成小丁状，放入果汁机内搅打均匀，倒入杯中，加入药汁混合即可饮用。

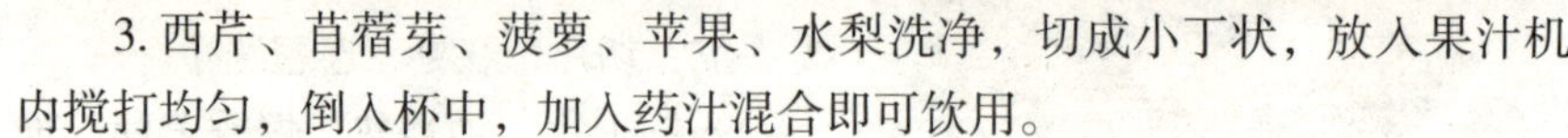

功效：此品可降气化痰、健脾祛湿。

乌梅竹叶绿茶

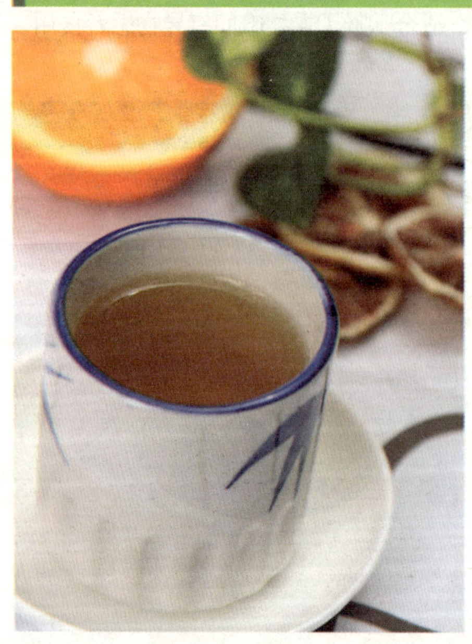

原料：淡竹叶10克，玄参8克，乌梅5颗，绿茶1包。

做法：

1. 将玄参、淡竹叶和绿茶、乌梅洗净一起放进杯内。

2. 往杯内加入600毫升左右的沸水。

3. 盖上杯盖焖20分钟，滤去渣后即可饮用。

功效：滋阴润燥，生津止渴，利尿通淋。可用于咽喉干燥，灼痛、口渴喜饮、排尿短赤等症的辅助治疗。

耳鸣、耳聋

耳鸣是指人们在没有任何外界条件的刺激下所产生的异常声音感觉，常常是耳聋的先兆。耳聋是听觉上的一种障碍，指不能听到外界的声音。

发病原因

引起耳鸣、耳聋的原因很多，如药物使用不当而对耳蜗神经造成损害；血管痉挛、过度疲劳、内分泌失调等原因引起内耳供血不足、组织缺氧、代谢紊乱，导致耳神经感受器损害而造成听力下降，引起耳鸣、耳聋等。

临床症状

轻度耳鸣：间歇发作，仅在夜间或安静的环境下出现耳鸣，如流水声。

中度耳鸣：持续耳鸣，在十分嘈杂的环境中仍感到耳鸣，有时会影响心情，使人心烦易怒。

重度耳鸣：持续耳鸣，严重影响听力和注意力，经常听不清别人的讲话，注意不到别人在和自己打招呼，时常心烦易怒。

极重度耳鸣：长期持续的耳鸣，常伴有头晕目眩症状，面对面交谈都难以听清对方的讲话，患者通常难以忍受耳鸣带来的痛苦。

耳聋：早期常不自觉，一般在发作期可感听力减退。患者虽有耳聋，但对高频音又觉刺耳，甚至听到巨大声音即感十分刺耳，此现象称作重振。

治疗原则

中医认为耳鸣、耳聋与肝肾亏虚有着密切的关系。肾开窍于耳，肾气亏虚，则会导致两耳失养，出现耳鸣、耳聋，因此治疗重在滋补肝肾。此外，缺铁、缺锌也会使耳部养分供给不足，听觉细胞功能受损，导致听力下降，补铁、补锌则能有效预防耳鸣、耳聋的发生。

耳鸣、耳聋调理药膳

归芪猪肝汤

原料：当归6克，黄芪30克，猪肝150克，盐4克，香油3毫升。

做法：

1. 猪肝洗净，切片，用少许盐稍腌渍，备用。

2. 当归、黄芪洗净，用200毫升水煎2次，各煎半小时，将2次的汁混合。

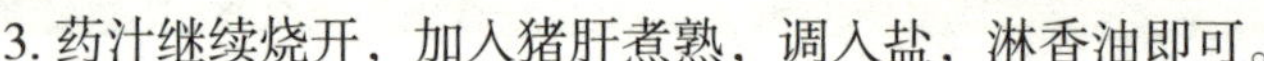

3. 药汁继续烧开，加入猪肝煮熟，调入盐，淋香油即可。

功效：本品能补血填髓、补中益气，适合组织缺氧引起的耳鸣、耳聋患者食疗。

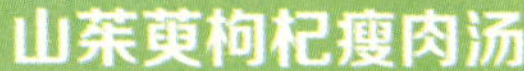

山茱萸枸杞瘦肉汤

原料：猪瘦肉100克，山茱萸10克，枸杞30克，龟板20克。

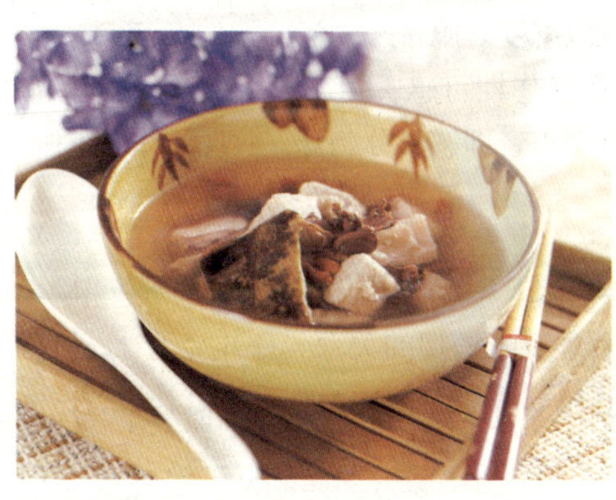

做法：

1. 猪瘦肉洗净，切块。

2. 山茱萸、枸杞、龟板加适量水煎40分钟，去渣取汁。

3. 将药汁与猪瘦肉同煮至熟即可。

功效：本品能滋养肝肾、滋阴养血，适合肝肾阴虚引起的耳鸣患者食用。

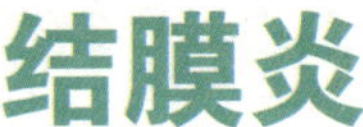

结膜炎

结膜炎俗称红眼病，是眼科的常见病。由于大部分结膜与外界直接接触，因此很容易受到周围环境中感染性和非感染性因素的刺激，从而诱发炎症。

发病原因

结膜炎是季节性传染病，好发于夏、秋季，传染性极强，常可暴发流行。结膜炎最常见的病因是微生物感染，包括细菌、病毒、衣原体、真菌等感染，物理性刺激、化学性损伤或免疫性病变以及全身性疾病也可引起结膜炎。

临床症状

患病前与结膜炎患者有接触史：患者多在患病前与结膜炎患者有过接触，发病急，常在感染后1~2天内发病，且多数为双眼发病。

初期症状：患者初期双眼发烫、烧灼、畏光、眼红，自觉眼睛磨痛，像进入沙子般地滚痛难忍，紧接着眼皮红肿、怕光、流泪；晨起时分泌物多而难以睁眼，一般视力不受影响。有的患者结膜上出现小出血点或出血斑，分泌物呈黏液脓性。

全身症状：一般无明显全身症状，病情严重的患者可伴有头痛、发热、疲劳、耳前淋巴结肿大等全身症状。

治疗原则

结膜炎是由某些病原微生物或细菌感染引起的，具有很强的传染性，可通过毛巾、脸盆、游泳池水等传播给他人。因此，抑制病原微生物、病毒和细菌才能有效防治此病。此外，缺乏维生素也会使结膜干燥甚至变性，增加感染概率，因此日常注意营养结膜也可预防此病的发生。

结膜炎调理药膳

花菜炒西红柿

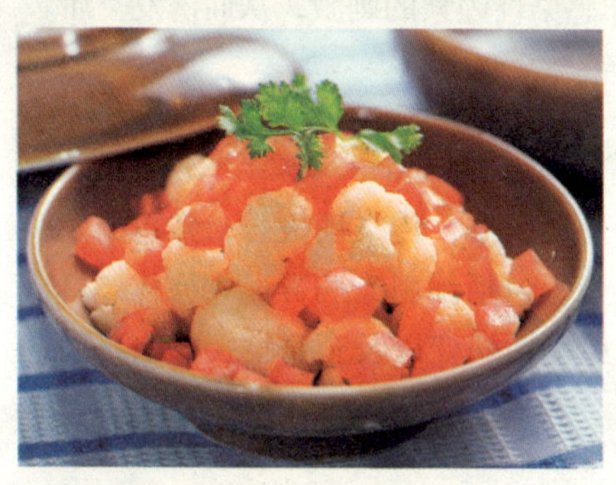

原料：花菜250克，西红柿200克，香菜10克，盐、鸡精、食用油各适量。

做法：

1. 花菜去除根部，切成小朵洗净，焯水，捞出沥水待用；香菜洗净，切小段；西红柿洗净，切小丁。

2. 锅中加油，烧至六成热。

3. 将花菜和西红柿丁放入锅中，再调入盐、鸡精翻炒均匀，盛盘，撒上香菜段即可。

功效：本品能为结膜提供营养，补充维生素，适合结膜炎患者食用。

黄花菜马齿苋汤

原料：黄花菜、马齿苋各50克，苍术10克。

做法：

1. 将黄花菜、马齿苋、苍术洗净，备用。

2. 把黄花菜、马齿苋以及苍术放入锅中。

3. 加入适量水煮成汤即可。

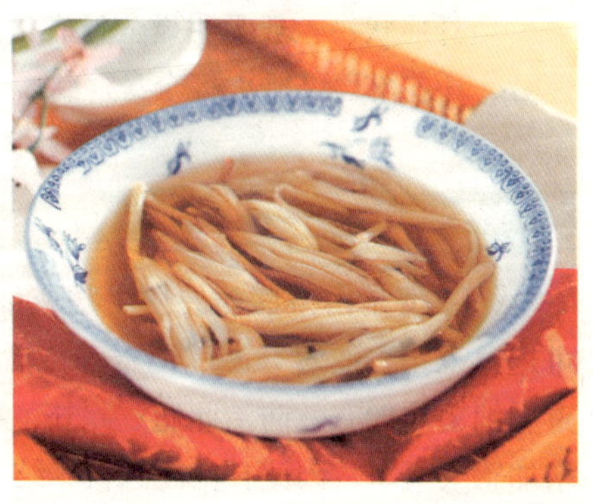

功效：本品能清热解毒、消炎止痛，适合结膜炎、痢疾等热症患者食用。

腮腺炎

腮腺炎俗称“痄腮”，是由腮腺炎病毒侵染腮腺而引起的急性呼吸道传染病，冬春季节好发，多发于儿童和青少年。

发病原因

腮腺炎是由腮腺炎病毒侵犯腮腺引起的急性呼吸道传染病。患者是传染源，吸入患者口腔的飞沫是主要传播途径，一般接触患者后 3 周左右发病。

临床症状

有接触史：患者发病前 2~3 周有流行性腮腺炎接触史。

腮腺肿胀疼痛：患者主要表现为一侧或两侧耳垂下肿大，肿大的腮腺常呈半球形，以耳垂为中心边缘不清，表面发热有触痛，张口或咀嚼时局部感到疼痛。腮腺肿胀在发病 1~3 天时最明显，之后逐渐消退，约 2 周左右肿胀完全退尽。

全身症状：患者在发病初期的 3~5 天，可出现发热、乏力、肌肉疼痛、食欲不振、头痛、呕吐、咽痛等症状，但多数患者症状不重或不明显。不典型腮腺炎患者可无腮腺肿胀，而以单纯睾丸炎或脑膜脑炎的症状出现，也有仅见颌下腺或舌下腺肿胀者。

治疗原则

腮腺炎多因感染腮腺炎病毒引起，因此治疗本病首先要使用抗腮腺炎病毒药。由于患者的腮腺肿胀疼痛，因此应多吃清淡、易消化的流质或半流质食物，避免咀嚼加重腮腺疼痛。此外，治疗流行性腮腺炎还应注意抗感染、清热解毒。

腮腺炎调理药膳

黄连冬瓜鱼片汤

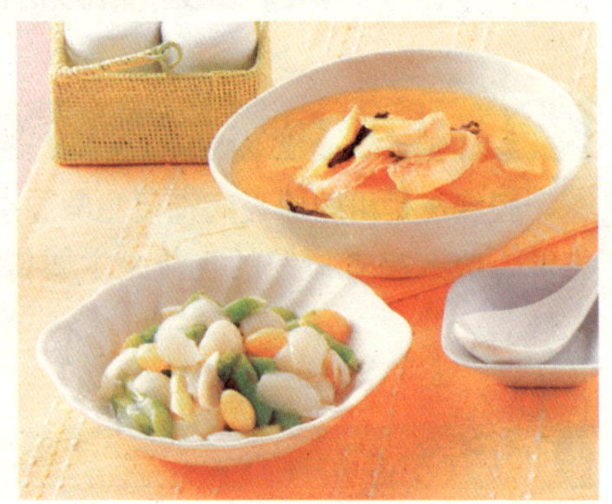

原料：鲷鱼100克，冬瓜150克，黄连8克、大青叶、嫩姜丝各10克，盐2小匙。

做法：

1. 鲷鱼洗净，切片；冬瓜去皮洗净，切片；黄连、大青叶放入棉布袋扎紧。

2. 将鲷鱼、冬瓜和棉布袋放入锅中，加入清水，以中火煮至熟。

3. 取出棉布袋，加入姜丝、盐，关火即可食用。

功效：本品能发散风热、消肿止痛，适合急性腮腺炎患者食用。

金银花板蓝根饮

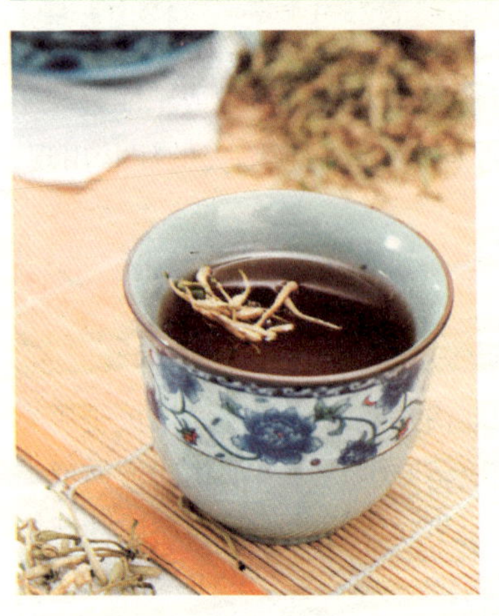

原料：金银花6克，板蓝根10克，白糖适量。

做法：

1. 将金银花、板蓝根洗净。

2. 将金银花、板蓝根一同放入锅内，加入水，置大火上烧沸，再用小火煮25分钟，关火，去渣取汁。

3. 加入白糖调味即可。

功效：本品能清热解毒、消炎止痛，适合腮腺炎、流感等疾病患者饮用。

第四章

调理消化系统疾病的药膳

●消化系统疾病多为慢性病，病程较长且容易反复发作，因此对患者的影响较大。常见的消化系统疾病有：慢性胃炎、胃及十二指肠溃疡、肝硬化、便秘、痔疮、胃癌等。

●常用于辅助治疗消化系统疾病的食材有南瓜、西蓝花、西红柿、花菜、猪肚、牛肚、土鸡、乌鸡、猪肠、木瓜、牛奶、芡实、薏米、甲鱼等。

●常用于治疗消化系统疾病的中药材有黄芪、白芍、白术、蒲公英、丹参、五灵脂、车前草、枳实、茯苓、泽泻等。

慢性胃炎

慢性胃炎是指由各种原因引起的胃黏膜炎症。其发病率在各种胃病中占据首位，且可发生于各年龄段，男性多于女性，而且随年龄增长发病率会逐渐增高。

发病原因

现代医学认为，幽门螺旋杆菌感染、经常进食刺激性食物或药物引起胃黏膜损伤、高盐饮食、胃酸分泌过少以及胆汁反流等，都是引起慢性胃炎的原因。

临床症状

慢性浅表性胃炎：慢性浅表性胃炎是慢性胃炎中最常见的类型，多表现为上腹疼痛，疼痛多数无规律、腹胀、嗳气等。多数患者可无症状。

慢性萎缩性胃炎：有些慢性萎缩性胃炎患者可无明显症状。但大多数患者可有上腹部灼痛、胀痛、钝痛或胀满，尤其在进食后更明显，伴食欲不振、恶心、嗳气、便秘或腹泻等症状。

慢性糜烂性胃炎：症状多为非异性的消化不良症状，如上腹隐痛、餐后饱胀、食欲减退等。不及时治疗可导致消化性溃疡，甚至发生上消化道出血。

治疗原则

胃黏膜损伤是引起慢性胃炎的一个重要原因，因此治疗胃炎应注意保护胃黏膜，饮食宜清淡、易消化，忌食对胃黏膜有刺激或损伤的食物。此外，胆汁反流也是造成慢性胃炎的一个重要因素，治疗时应注意抗胆汁反流。慢性胃炎患者大多脾胃功能较弱，治疗时需注重补脾健胃，以增强胃肠功能。

慢性胃炎调理药膳

山药白术羊肚汤

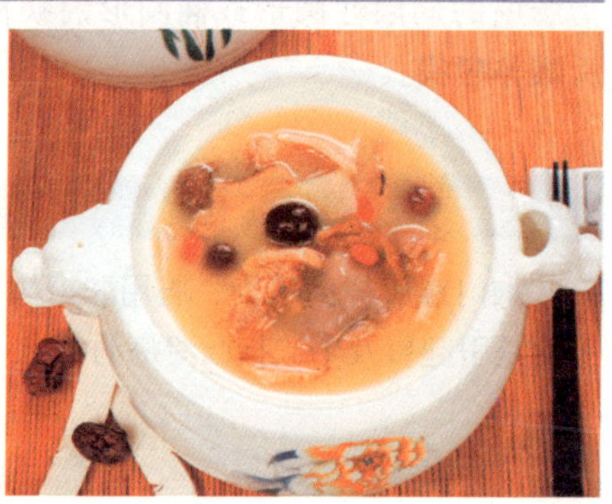

原料：羊肚250克，红枣、枸杞各15克，山药、白术各10克，盐、鸡精各5克。

做法：

1. 羊肚洗净切块，汆水；山药洗净，去皮，切块；白术洗净，切段；红枣、枸杞洗净，浸泡。

2. 锅中烧水，放入羊肚、山药、白术、红枣、枸杞，加盖。

3. 炖2小时后调入盐和鸡精即可。

功效：本品具有健脾益气、暖胃宽中的功效，适合慢性胃炎患者食用。

白果煲猪小肚

原料：猪小肚100克，扁豆15克，白术10克，白果5颗，盐适量。

做法：

1. 小肚洗净，切丝；白果炒熟，去壳。

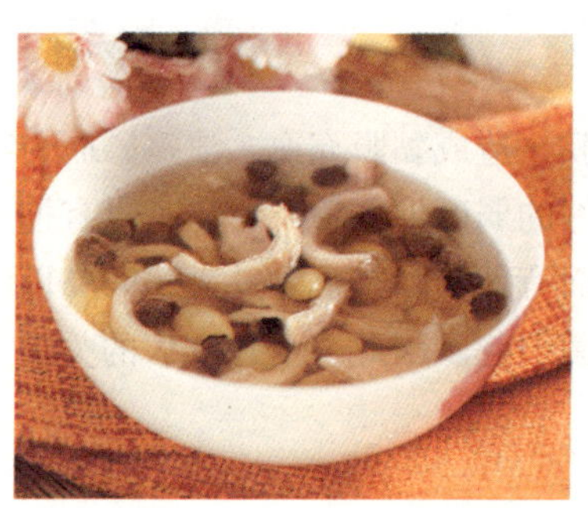

2. 扁豆、白术洗净，装入纱布袋，扎紧袋口。

3. 将猪小肚、白果、药袋一起放入砂锅中，加适量水，煮沸后改小火炖煮1小时后，捞出药袋丢弃，加盐调味即可。

功效：此汤具有补气健脾、化湿止泻等功效。

胃及十二指肠溃疡

胃及十二指肠溃疡又称消化性溃疡，它的典型表现是位于胃及十二指肠壁的局限性圆形或椭圆形的缺损。患者通常有周期性上腹部疼痛、反酸等症状。

发病原因

幽门螺旋杆菌感染、服用非甾体抗炎药、胃酸分泌过多、胃黏膜受损等均是引起胃及十二指肠溃疡的常见病因。

临床症状

上腹部疼痛：疼痛的性质常为隐痛、灼痛、胀痛、饥饿痛或剧痛，具有慢性（多数患者病程长达几年甚至十几年）、周期性（多数患者会出现病情反复）、节律性（胃溃疡的疼痛部位在剑突下或偏左，常发生于餐后 0.5 ~ 2 小时，再经 1 ~ 2 小时的胃排空后缓解；十二指肠溃疡的疼痛部位在剑突下偏右，常于饭后 2 ~ 4 小时发作，持续至下次进食后才缓解）等特点。

全身症状：消化性溃疡的发作可伴有嗳气、反酸、流涎、恶心、呕吐等症状。病情严重者会出现消化道出血症状，如黑便或便血、吐血。

治疗原则

胃酸分泌过多会腐蚀胃及十二指肠黏膜，造成黏膜充血、溃疡，而受损的胃及十二指肠黏膜的修复又依赖于良好的弱碱性环境。所以，只有抑制胃酸过度分泌才能帮助胃黏膜修复，从而有效治疗本病。此外，90%以上的消化性溃疡患者都因感染幽门螺旋杆菌引起。因此，治疗本病的关键在于清除幽门螺杆菌。

胃及十二指肠溃疡调理药膳

白芍山药鸡汤

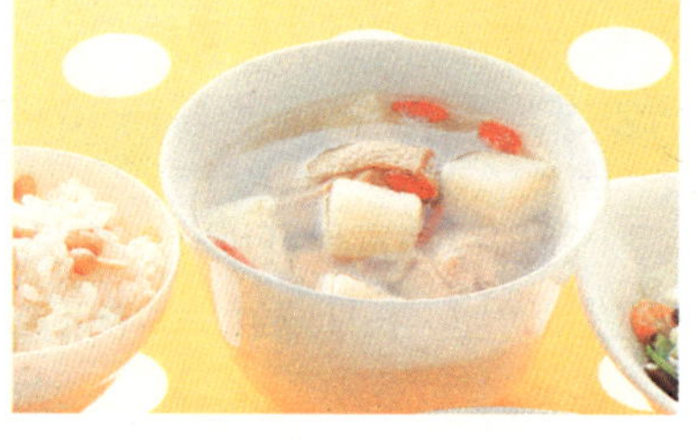

原料：莲子、山药各50克，鸡肉40克，白芍10克，枸杞5克，盐适量。

做法：

1. 山药去皮，洗净切块；莲子、白芍及枸杞洗净，备用。

2. 鸡肉洗净，入沸水中汆去血水。

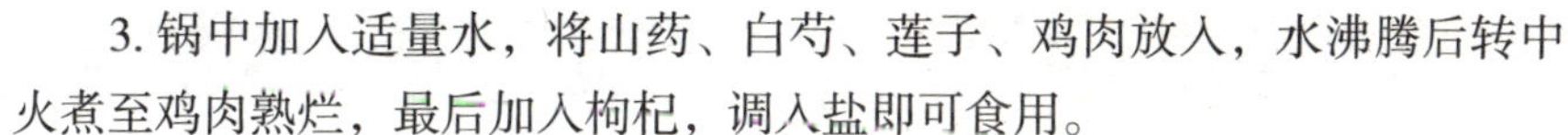

3. 锅中加入适量水，将山药、白芍、莲子、鸡肉放入，水沸腾后转中火煮至鸡肉熟烂，最后加入枸杞，调入盐即可食用。

功效：本品可补气健脾、敛阴止痛，适合脾胃气虚型胃痛、消化性溃疡患者食用。

麦芽槐花茶

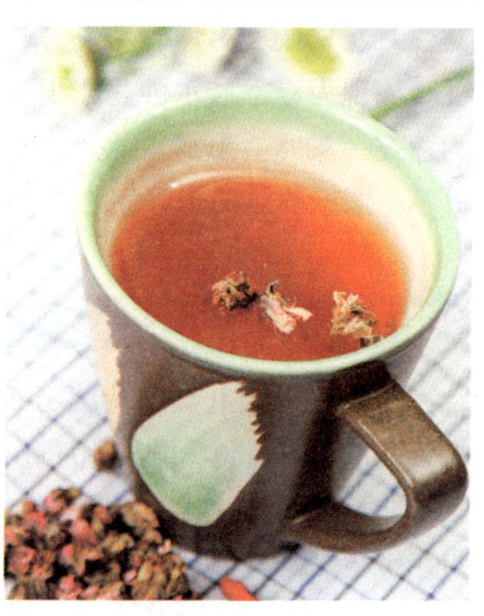

原料：炒麦芽30克，槐花、牡丹皮各10克，玄参、白芍各8克。

做法：

1. 将所有的药材洗净，备用。

2. 锅中加入炒麦芽，加水700毫升，大火煮开后转小火煮15分钟，再加入槐花、牡丹皮、玄参、白芍，小火煮15分钟即可。

3. 去渣取汁，分2次服用。

功效：本品能健胃消食、止血止痛，可辅助治疗胃及十二指肠溃疡出血。

肝硬化

肝硬化是指由于多种有害因素长期反复作用于肝脏，导致肝组织弥漫性纤维化，以假小叶生成和再生结节形成为特征的慢性肝病。

发病原因

我国以病毒性肝硬化为多见，其次为血吸虫病肝纤维化，酒精性肝硬化亦逐年增加。长期嗜酒、饮食不节、病毒性肝炎、大量用药等是常见的病因。

临床症状

代偿期：起病隐匿，可有轻度乏力、腹胀、肝脾轻度肿大、轻度黄疸、肝掌、蜘蛛痣等特征。检查可见有肝细胞合成功能障碍或门静脉高压症。

失代偿期：全身症状可有乏力消瘦、面色晦暗、纳差、腹胀、胃肠功能紊乱，尿少、下肢水肿等。患者会有出血倾向及贫血表现，如齿龈出血、鼻出血、紫癜、贫血等。同时患者会伴有内分泌障碍，可有蜘蛛痣、肝掌、女性月经失调、男性乳房发育、腮腺肿大等表现。患者也可能有低蛋白血症，表现为双下肢水肿、尿少、腹水、肝源性胸水等。门静脉高压多表现为腹水，胸水，肝脾肿大，肝脏边缘硬，常为结节状，同时伴有蜘蛛痣、肝掌、腹壁静脉曲张等。

治疗原则

肝硬化是因肝细胞持续不断地发生炎症和坏死而造成的。因此，防治肝硬化的关键是减少肝细胞坏死、促进肝细胞修复，这样才能有效改善肝功能，防治肝硬化。其次，肝脏纤维组织不断增生，侵入肝组织内，破坏正常肝组织结构，导致肝脏组织变硬而发生肝硬化，因此抗肝纤维化也可防治此病。此外，增强肝脏功能和抵抗力，增强凝血功能也对此病有积极的防治效果。

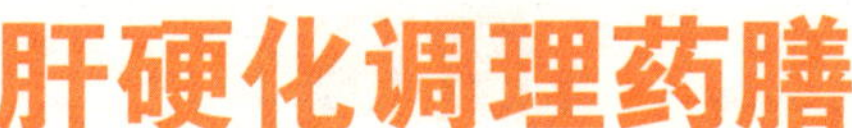

肝硬化调理药膳

猪苓垂盆草粥

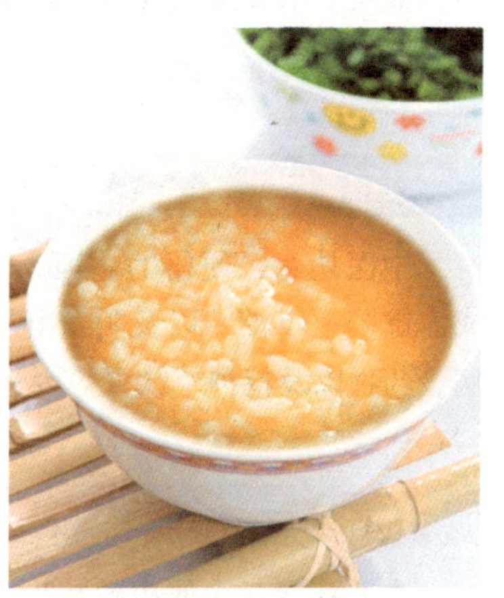

原料：垂盆草、粳米各 30 克，猪苓 10 克，冰糖 15 克。

做法：

1. 先将垂盆草、猪苓洗净，加水煎煮 10 分钟左右，捞出垂盆草、猪苓。

2. 将药汁与淘洗干净的粳米一同煮成稀粥。

3. 加入冰糖拌匀即成。

功效：本品具有利湿退黄、清热解毒的功效，对肝硬化、肝腹水有食疗作用。

玉米车前子大米粥

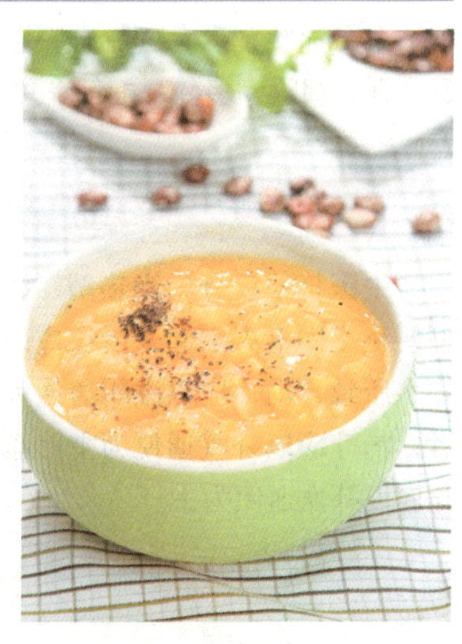

原料：玉米粒 80 克，车前子适量，大米 120 克，盐 2 克。

做法：

1. 玉米粒和大米一起泡发，再洗净；车前子洗净，捞起沥干水分。

2. 锅置火上，加入玉米粒和大米，再倒入适量清水烧开。

3. 放入车前子同煮至粥呈糊状，调入盐拌匀即可。

功效：此粥具有清热利水、帮助排石的功效，适合肝硬化、肝腹水患者食用。

便秘

便秘是临床常见的复杂症状，而不是一种疾病，主要是指排便次数减少、粪便干结、排便费力、粪便量减少等。上述症状同时存在 2 种以上时，即为便秘。

发病原因

中医认为，便秘的病因为燥热内结，或气滞不行，或气虚传送无力，或血虚肠道干涩，以及阴寒凝结等。而西医认为，引起便秘的原因包括疾病、药物以及精神、饮食等因素。

临床症状

主要症状：大便次数减少，一般 2~3 天或更长时间排便 1 次（或每周少于 3 次，间隔时间延长）；或排便时间正常，但粪质干燥，排出困难；或粪质不干，但排出不畅。

全身症状：患者可能有腹胀、腹痛、食欲减退等症状，部分患者还伴有失眠、烦躁、多梦、抑郁、焦虑等精神心理障碍。

治疗原则

中医将便秘分为燥热型、津枯型、气虚型、血虚型等多种证型。燥热型便秘多因上火引起，治疗应以清热通便为主；津枯型便秘多因肠道干涩缺水所致，治疗应以滋阴通便为主；气虚型便秘多见于老年人或久病体虚者，治疗应以补气通便为主；血虚型便秘多见于产后妇女或贫血患者，治疗应以补血通便为主。

便秘调理药膳

五仁粥

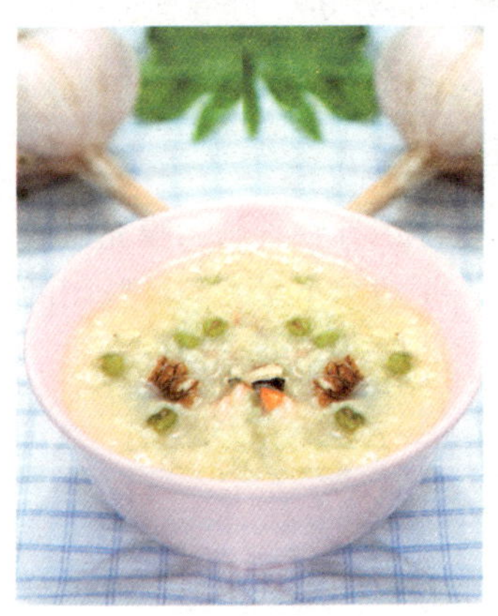

原料：花生米、核桃仁、杏仁各 20 克，郁李仁、火麻仁各 10 克，绿豆 30 克，小米 70 克，白糖 4 克。

做法：

1. 小米、绿豆均泡发洗净；花生米、核桃仁、杏仁等五仁均洗净。

2. 锅置火上，加入适量清水，放入除白糖外的所有材料，大火煮开。

3. 转中火煮至粥呈浓稠状，调入白糖拌匀即可。

功效：此粥有润肠通便、清热泻火的功效，适合便秘患者食用。

大黄通便茶

原料：大黄、番泻叶各 10 克，蜂蜜 20 毫升。

做法：

1. 番泻叶洗净，备用。

2. 大黄用适量水煎半小时。

3. 熄火后加番泻叶、蜂蜜，加盖闷 10 分钟，取汁即可。

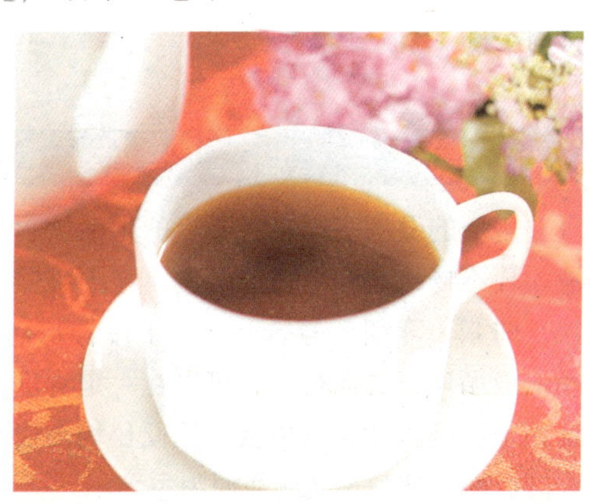

功效：本品可清热泻火，适合胃肠燥热引起的便秘、腹部疼痛的患者饮用。

痔疮

痔疮又名痔、痔核、痔病、痔疾，是指人体直肠末端黏膜下和肛管皮肤下静脉丛发生扩张和屈曲所形成的柔软静脉团，痔疮可分为内痔、外痔、混合痔。

发病原因

痔疮是因妊娠、局部炎症、辛辣食物刺激等原因导致直肠黏膜充血或静脉回流受阻，而使局部静脉扩大曲张，形成一个或多个柔软的静脉团的一种慢性病。

临床症状

大便出血：这是痔疮早期的常见症状，无痛性、间歇性出血，血色鲜红，一般发生在便前或者便后，有单纯的便血，也会与大便混合而下。

大便疼痛：一般表现为轻微疼痛、刺痛、灼痛、胀痛等。

直肠坠痛：肛门直肠坠痛主要是内痔的症状。轻者有胀满下坠感，如果内痔被感染、嵌顿、出现绞窄性坏死，则会导致剧烈的坠痛。

其他症状：肛门有肿物脱出，或肛门有分泌物流出，肛周瘙痒或伴有肛周湿疹。

治疗原则

痔疮的发病多因患者不良的生活饮食习惯导致，如久站、久坐使得血液循环不畅，盆腔内血流缓慢，腹内脏器充血，导致直肠部位静脉过度充盈、曲张、隆起，静脉壁张力下降，从而引起痔疮。因此，改善微循环，使血液循环正常运行，就可以在一定程度上防止痔疮的发生。此外，长期食用辛辣刺激性食物以及长期便秘均会引起此病。因此治疗痔疮应以清热利湿、凉血消肿、润肠通便为主。

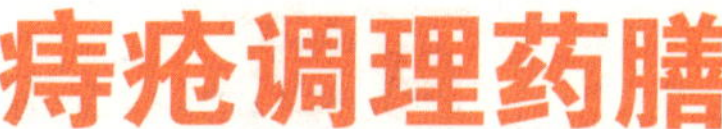

痔疮调理药膳

生地乌鸡汤

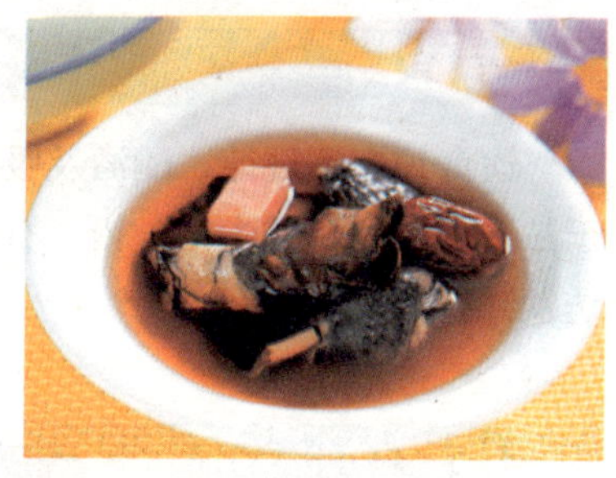

原料： 生地、牡丹皮各 10 克，红枣 6 枚，午餐肉 100 克，乌鸡 1 只（约重 1500 克），姜、盐、料酒、骨头汤各适量。

做法：

1. 将生地洗净，切成薄片；红枣、牡丹皮洗净；午餐肉切片；乌鸡去内脏及爪尖，切块，汆去血水。

2. 将骨头汤倒入净锅中，放入其他所有材料，炖至鸡肉熟烂即可。

功效： 此汤具有补虚损、凉血止血的功效，对痔疮出血有一定的疗效。

山药土茯苓煲瘦肉

原料： 山药 30 克，土茯苓 20 克，瘦猪肉 450 克，盐 5 克。

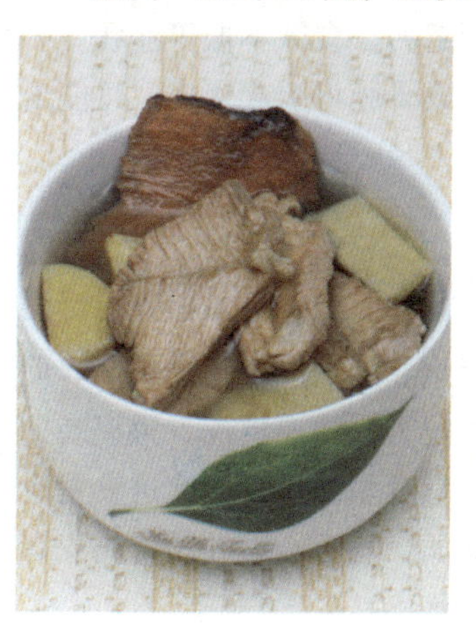

做法：

1. 将山药、土茯苓洗净，沥干水，备用。

2. 先将猪瘦肉汆烫去血水，再切成小块备用。

3. 锅内加入 2000 毫升清水，放入山药、土茯苓、猪瘦肉，待大火煮开后改用小火煲 3 小时，煲出药材的药性，即可加盐调味起锅。

功效： 本品能清热解毒、除湿通络，可用于痔疮患者的食疗。

胃癌

胃癌是常见的恶性肿瘤，也是最常见的消化道恶性肿瘤，位列人类所有恶性肿瘤之前茅。在我国其发病率居于各类肿瘤的首位。

发病原因

饮食长期不规律，酗酒及吸烟；有胃癌或食管癌家族史；或长期暴露于易于接触到硫酸尘雾、铅、石棉、除草剂的环境及从事金属行业等都可诱发胃癌。

临床症状

早期胃癌：70%的患者无明显症状，仅有胃脘疼痛、上腹部不适、饱胀感或重压感。

进展期胃癌：患者自觉上腹部饱胀，有时伴有嗳气、反酸、呕吐。若癌灶位于贲门，可感到进食不通畅；若癌灶位于幽门，出现梗阻时，患者可呕吐出腐败的隔夜食物。约 50% 的患者有明显食欲减退、日益消瘦的症状。

晚期胃癌：患者有明显消瘦、贫血、神疲乏力、食欲不振等症状。多有明显的上腹部持续疼痛，癌灶溃疡侵犯神经或骨膜可引起疼痛。可能出现大量呕血、黑便等。

治疗原则

胃癌多因长期的不良饮食习惯引起，如吸烟、酗酒以及嗜食烧烤、煎炸等易致癌食物。因此，治疗时宜增强患者免疫力，防癌抗癌。胃癌晚期患者，尤其是做了胃大部分切除手术者，由于胃容量缩小，因此进食量也应减少很多，要格外注意补充营养，防治恶病质。恶心、呕吐是胃癌患者的主要症状，因此治疗时应注重健脾胃、止呕吐。

胃癌调理药膳

佛手娃娃菜

原料：娃娃菜350克，佛手、红甜椒各10克，盐、生抽、味精、香油各适量。

做法：

1. 娃娃菜洗净切细条，焯水沥干，装盘；红甜椒洗净，切末。

2. 佛手洗净，放进锅里加水煎汁，取汁备用。

3. 用盐、生抽、味精、香油、佛手汁调成味汁，淋在娃娃菜上，撒上红甜椒末即可。

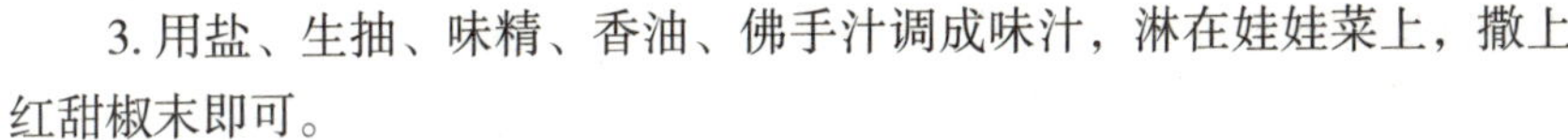

功效：本品有防癌抗癌、开胃消食的功效，可缓解胃癌患者食欲不振的症状。

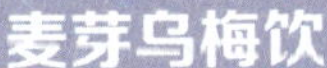

麦芽乌梅饮

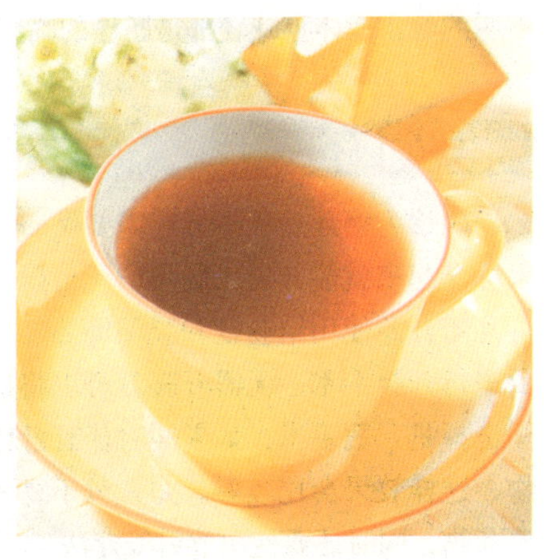

原料：神曲10克，炒麦芽15克，乌梅2粒，低聚糖30克。

做法：

1. 将神曲、乌梅、炒麦芽洗净，备用。

2. 加水1000毫升，煮沸后小火续煮20分钟。

3. 滤渣后加入低聚糖调味即可。

功效：本品具有健脾消食的功效，可改善胃肠胀气。

大肠癌

大肠癌是大肠内癌症的泛称，根据发生部位的不同，可分为结肠癌和直肠癌。癌症是指来源于上皮组织的恶性肿瘤，所以结肠癌和直肠癌就是大肠黏膜层的恶性肿瘤。大肠癌是最常见的消化道恶性肿瘤之一。

发病原因

大肠癌的发病与不良饮食习惯息息相关，一般认为高脂食谱是其主要发病原因。高脂肪食物，特别是含有饱和脂肪酸的食物，食用后可使肠内的胆酸、胆固醇增加，在肠道细菌的作用下，二者的代谢产物可能成为大肠癌的致病物质。

临床症状

大肠癌患者因肠道功能紊乱，常出现腹胀、腹痛等症状。疼痛一般会持续存在，部位多集中在中下腹部，多为隐痛或胀痛，有逐渐加重的趋势。有的腹部可扪及肿块，多见于右腹部，提示已到中晚期。粪便带血，原因不明的贫血或体重减轻都是肠癌的临床症状。

治疗原则

确诊为癌症后，患者还需要做一系列检查确认病灶是否有转移，把结果综合起来就能知道大肠癌的所处阶段，由此来选择合适的治疗方法。最近几年开始使用结肠镜和腹腔镜等器械来进行手术治疗。早期大肠癌不需要进行开腹手术，无需开腹就可以将癌细胞切除干净。进展期大肠癌的第一选择是开腹手术，如果同时伴有淋巴结转移，可以辅助性地使用抗癌药物，这样效果会比较好。尤其对于复发率比较高的直肠癌，不仅要使用抗癌药物，同时还要使用放射线疗法。

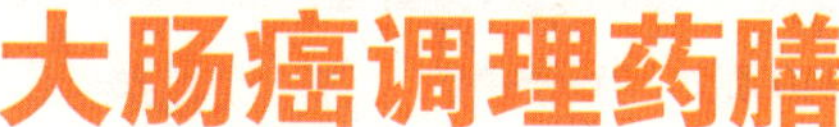

大肠癌调理药膳

黄芪粥

原料：水发大米 170 克，黄芪 15 克。

做法：

1. 砂锅中注入适量清水烧开，倒入洗净的黄芪，煮沸后用小火续煮约 15 分钟，至其析出有效成分，取出黄芪，待用。

2. 砂锅中倒入洗净的大米，搅拌匀，煮沸后用小火续煮约 30 分钟，至大米熟透。

3. 盛出煮好的米粥，装入汤碗中，放上煮好的黄芪即成。

功效：本品能健脾益气、升阳举陷，可提高机体免疫力，预防肠癌。

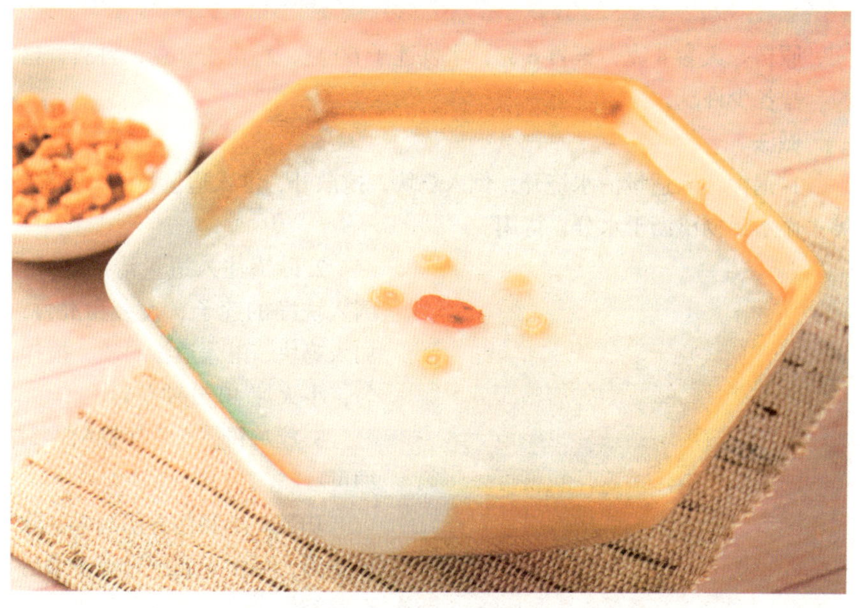

当归黄芪牛肉汤

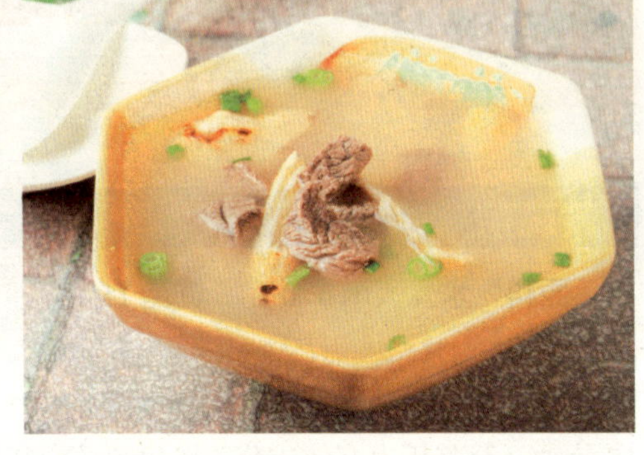

原料： 牛肉240克，当归、黄芪各7克，姜片、葱花各少许，盐、鸡粉各2克，料酒10毫升。

做法：

1. 牛肉切丁，焯去血水，待用。

2. 砂锅中注水烧开，倒入牛肉丁，撒上姜片，放入洗净的当归、黄芪，再淋入少许料酒，煮沸后用小火续煮约60分钟，至材料熟透。

3. 加入盐、鸡粉，拌匀，用中火续煮片刻，出锅前撒上葱花即成。

功效： 本品有补血益气的功效，适宜肠癌患者手术后食用，可帮助其强健身体。

人参玉竹莲子鸡汤

原料： 人参4克，玉竹6克，水发莲子60克，鸡块350克，料酒、鸡粉、盐各少许。

做法：

1. 锅中注入适量清水烧开，倒入鸡块，搅散开，淋入适量料酒，煮沸，焯去血水，捞出沥干水分，待用。

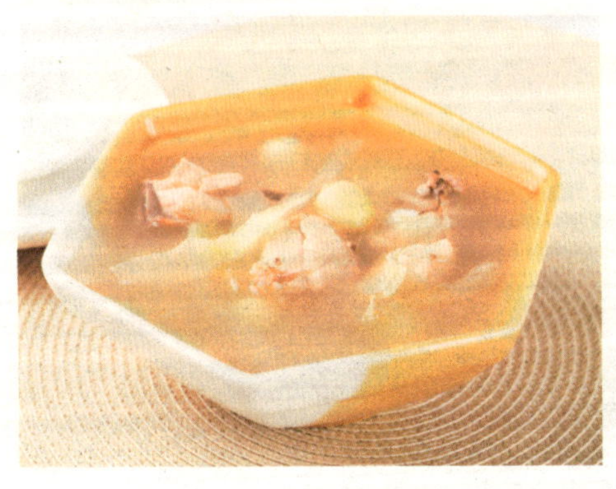

2. 砂锅注入适量清水烧开，倒入洗净的莲子、人参和玉竹，加入鸡块，淋入适量料酒，搅拌匀，小火炖40分钟至熟。

3. 放鸡粉、盐，用锅勺拌匀即可。

功效： 本品能养阴润燥、除烦止渴，可用于肠癌患者手术后调养身体。

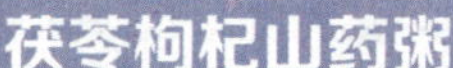

茯苓枸杞山药粥

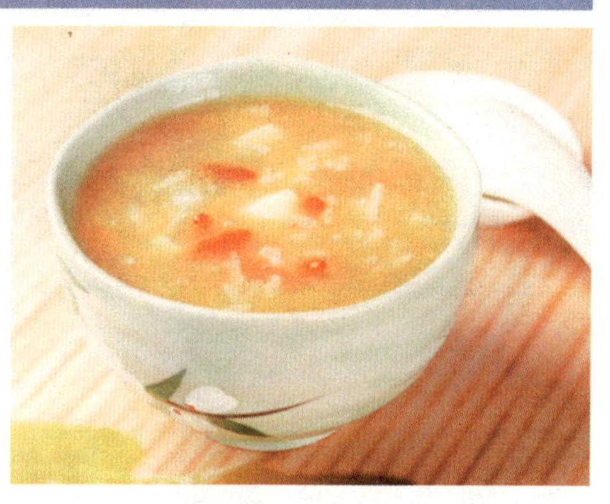

原料：茯苓 20 克，枸杞 15 克，山药（干）20 克，粳米 50 克，红糖 30 克。

做法：

1. 粳米洗净，用清水浸泡半小时；茯苓、枸杞、山药分别洗净，一起放入纱布袋中扎紧。

2. 锅中放入粳米，加入适量水，放入纱布袋，同煮成粥。

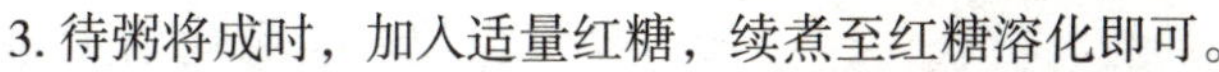

3. 待粥将成时，加入适量红糖，续煮至红糖溶化即可。

功效：本品能补肝益肾、健脾养胃、利水渗湿，常食可预防肠癌。

猴头菇山楂瘦肉汤

原料：水发猴头菇 80 克，山楂 80 克，猪瘦肉 150 克，葱花少许，料酒 8 毫升，盐 2 克，鸡粉 2 克。

做法：

1. 洗好的猴头菇切成小块；洗净的猪瘦肉切成丁；洗好的山楂切成小块，备用。

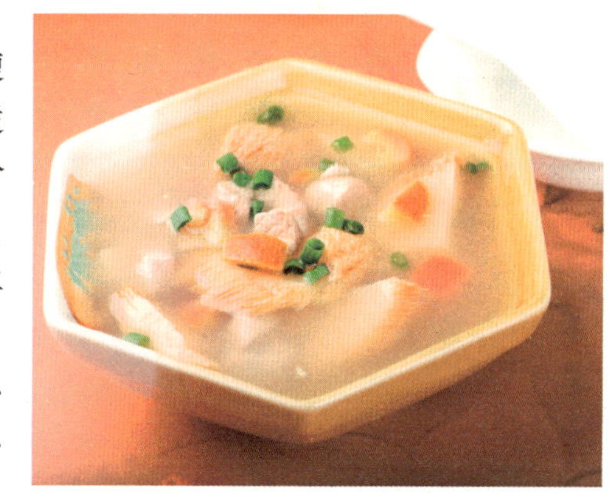

2. 砂锅注水烧开，放入瘦肉丁、猴头菇、山楂，淋入适量料酒，烧井后小火续煮 30 分钟至熟。

3. 加盐、鸡粉拌匀，撒上葱花即可。

功效：本品能补脾益气、活血化瘀，适合心血管疾病、胃肠病患者食用。

延胡索丁香饮

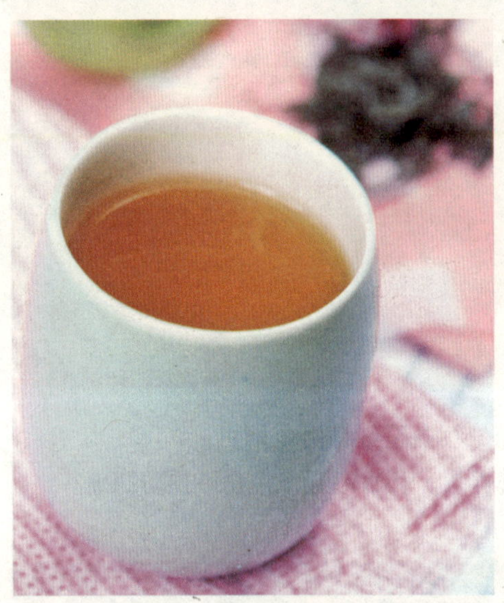

原料：延胡索15克，丁香10克。

做法：

1. 砂锅中注入适量清水烧开，放入洗好的延胡索、丁香。

2. 盖上盖子，用小火煮20分钟，至其析出有效成分。

3. 揭盖，略微搅动片刻，把煮好的茶盛出，装入杯中即可。

功效：本品能活血散瘀、理气止痛，常饮用可刺激胃肠蠕动，保护肠胃。

第五章

调理神经系统疾病的药膳

●神经系统分为中枢神经系统和周围神经系统两大部分。临床上常见的神经科疾病包括帕金森病、坐骨神经痛等，精神科疾病包括神经衰弱、失眠、抑郁症等。

●常用于辅助治疗神经系统疾病的食材有鱼头、猪脑、莲子、小米、牛奶、桂圆、红枣、核桃、猪肝、菠萝、苹果、橘子、荔枝、豆制品、香蕉、羊肉等。

●常用于治疗神经系统疾病的中药材有灵芝、何首乌、远志、酸枣仁、柏子仁、益智仁、夜交藤、合欢皮、香附、杜仲、天麻、川芎、当归、蝎子等。

抑郁症

抑郁症又称忧郁症，是一种常见的心境障碍疾病，以显著而持久的心境低落为主要临床特征，严重者可出现自杀念头和行为。

发病原因

抑郁症的发生是生物、心理、社会等因素相互作用的结果。生物因素指的是遗传因素，调查显示，与患病者血缘关系越近的人，患抑郁症的概率就越高。

临床症状

情绪低落：程度较轻的患者常感到闷闷不乐，无愉快感，对任何事都缺乏兴趣，感到“心里压抑”或“高兴不起来”；程度重者悲观绝望，有度日如年、生不如死之感。典型的抑郁心境还具有早晨重夜晚轻的节律特点。

思维迟缓：思维反应迟钝，或者记忆力、注意力减退，学习或者工作能力下降。

意志活动减退：做事犹豫不决，缺乏动力，对以往可以胜任的工作现在却感到无法应付，常有挫败感、无用感、无价值感。

其他症状：患者会出现睡眠障碍，如失眠、早醒，或睡眠过多；部分患者会出现食欲减退、腹胀、便秘、头痛、胸闷、身体逐渐消瘦、性欲减退等症状。

治疗原则

治疗抑郁症主要以服用精神类药物为主，心理治疗为辅。平常的饮食调理也是很好的辅助治疗手段。治疗抑郁症时应通过设法缓解患者紧张焦虑的情绪，增加血清素（一种能使人产生愉悦情绪的物质）含量等方法来改善抑郁症状。

抑郁症调理药膳

菠萝甜汤

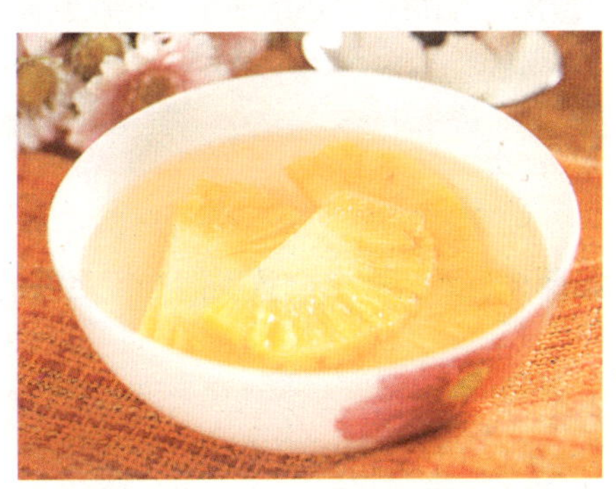

原料： 菠萝 250 克，白糖 60 克。

做法：

1. 将菠萝去皮，洗净，切成块。
2. 锅中加水 300 毫升，放入菠萝块，大火煮沸。
3. 调入白糖即成。

功效： 菠萝能补益心脾、调节情绪，适合平日郁郁寡欢、心烦失眠、焦虑的患者食用。

香附陈皮炒肉

原料： 瘦猪肉 200 克，香附 10 克，陈皮、盐各 3 克，食用油适量。

做法：

1. 先将香附、陈皮洗净，陈皮切丝备用；瘦猪肉洗净，切片备用。

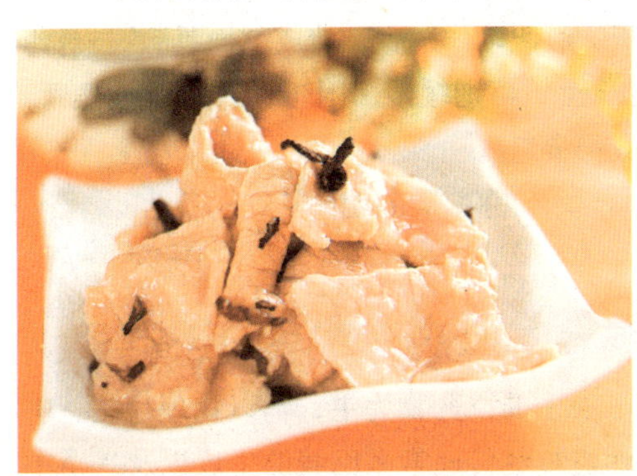

2. 在锅内放适量油，烧热后放入猪肉片，翻炒片刻。
3. 加适量清水烧至猪肉熟，放入陈皮、香附及盐翻炒几下即可。

功效： 本品有疏肝解郁、行气止痛的功效，适用于郁郁寡欢、食欲不振的患者食用。

帕金森病

帕金森病又称“震颤麻痹”，本身不会致命，但如果没有得到及时、合理的治疗，病情将会逐渐加重，导致患者生活不能自理，并会引起很多并发症。

发病原因

帕金森病的发病原因目前医学界还没有明确的结论，其病理改变多为脑部神经元变性，以致不能产生足够的多巴胺而发病。

临床症状

运动障碍：开始活动时动作困难、吃力、缓慢，如起身时全身不动，持续数秒至数十分钟，这一现象叫作“冻结发作”。做重复动作时，幅度和速度均逐渐减弱。有的患者书写时，字越写越小，称为“小写症”。还会出现语言困难、吞咽困难等。

震颤：典型的震颤表现为静止性震颤，就是患者在静止的状况下，出现不自主的颤抖。颤抖往往是从一侧手指开始，缓慢波及全身。

肌肉僵直：四肢、颈部、面部的肌肉发硬，活动时有费力、沉重和无力感，可出现面部表情僵硬、呆板，眨眼动作减少，造成“面具脸”。身体向前弯曲，以及走路、转颈和转身动作特别缓慢、困难，行走时不摆臂，以碎步、前冲动作行走，即为“慌张步态”。

其他症状：易激动，易冲动，汗液、唾液等分泌增多。

治疗原则

对于帕金森病，目前的治疗方法主要以药物为主，辅以物理疗法、中医针灸疗法。平时的食疗可通过促进神经传递素多巴胺的生成以及兴奋中枢神经来进行调理，可有效缓解患者手足震颤、嗜睡等症状。

帕金森病调理药膳

天麻地龙炖牛肉

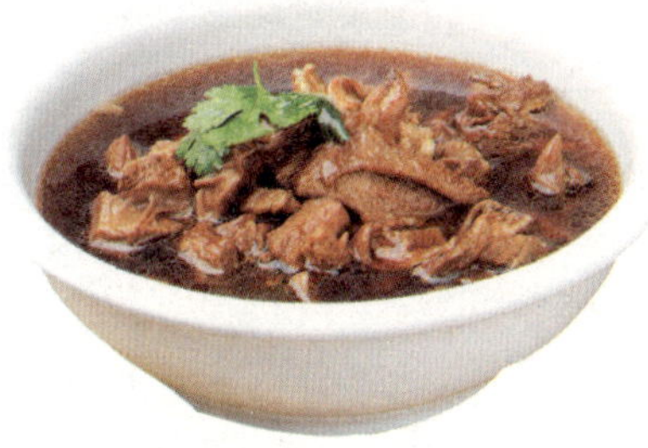

原料：天麻10克，地龙8克，牛肉500克，盐、葱段、胡椒粉、姜片、酱油、料酒、食用油各适量。

做法：

1. 牛肉洗净，切块，入锅中加水烧沸，略煮捞出，牛肉汤待用。

2. 天麻、地龙洗净，备用。

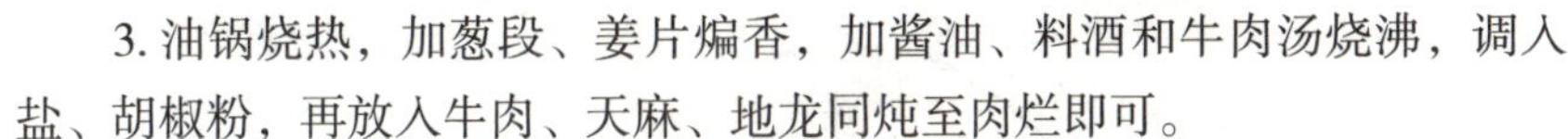

3. 油锅烧热，加葱段、姜片煸香，加酱油、料酒和牛肉汤烧沸，调入盐、胡椒粉，再放入牛肉、天麻、地龙同炖至肉烂即可。

功效：本品清热止痉、利尿解毒，可改善手足震颤的症状。

天麻川芎鱼头汤

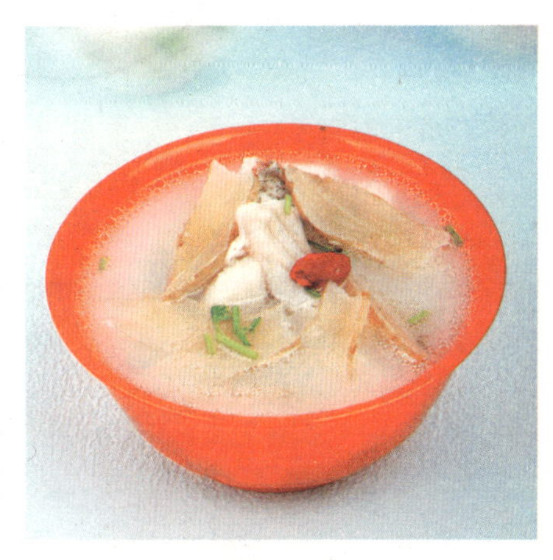

原料：鲢鱼头半个，干天麻、川芎各5克，盐6克。

做法：

1. 将鲢鱼头处理干净，斩块；干天麻、川芎洗净，浸泡备用。

2. 净锅上火倒入水，下入鲢鱼头、天麻、川芎煲至熟。

3. 加盐调味即可。

功效：本品具有息风止痉、祛风通络的作用，适合动脉粥样硬化、脑卒中半身不遂等患者食用。

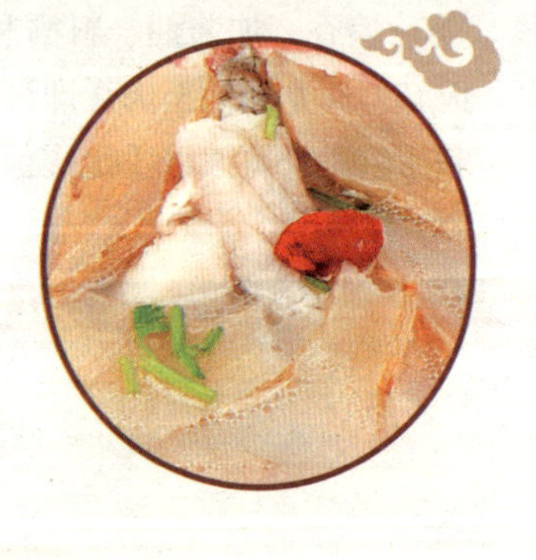

第六章

调理心脑血管疾病的药膳

●心脑血管疾病具有“发病率高、致残率高、死亡率高、复发率高，并发症多”即“四高一多”的特点。常见的心脑血管疾病有冠心病、贫血、高血压、脑血管硬化等。

●常用于辅助治疗心脑血管疾病的食物有猪心、鱼头、山楂、红枣、洋葱、木耳、大蒜、乌鸡、西红柿、苦瓜、胡萝卜、白萝卜、蜂蜜、绿豆、海带等。

●常用于治疗心脑血管疾病的中药材有天麻、钩藤、西洋参、菊花、丹参、红花、桃仁、川芎、延胡索、益母草、枸杞、三七等。

冠心病

冠状动脉粥样硬化性心脏病，简称冠心病，是由于冠状动脉粥样硬化病变致使心肌缺血、缺氧的心脏病。

发病原因

冠心病是多种疾病因素长期综合作用的结果，如不良的生活方式、肥胖、吸烟等都是引发冠心病的重要因素，当人精神紧张或激动发怒时也容易导致冠心病。

临床症状

胸痛：疼痛的部位主要在心前区，常放射至左肩、左臂内侧，可达无名指和小指。胸痛常为压迫、发闷或紧缩性，也可有烧灼感。

诱发因素：常由体力劳动或情绪激动（如愤怒、焦急、过度兴奋等）所激发，饱食、寒冷、吸烟、心动过速等亦可诱发。

缓解方式：疼痛一般持续 3 ~ 5 分钟后会逐渐缓解，舌下含服硝酸甘油也能在几分钟内使之缓解。

治疗原则

冠心病的主要致病因素有血脂偏高、身体肥胖等。当人体动脉血管壁上附着了过多的脂类物质时，就会导致动脉血管变窄，血流阻力加大，动脉血管的血流量减少，最终导致心肌缺血或缺氧而引起冠心病。所以，扩张动脉血管是治疗冠心病的重要方法之一。此外，冠状动脉发生粥样硬化而破裂出血，血管腔内就会形成血栓，从而导致冠状动脉的急性阻塞而发生心肌缺血。因此，抑制血栓形成也可以有效防治冠心病。

冠心病调理药膳

桂参红枣猪心汤

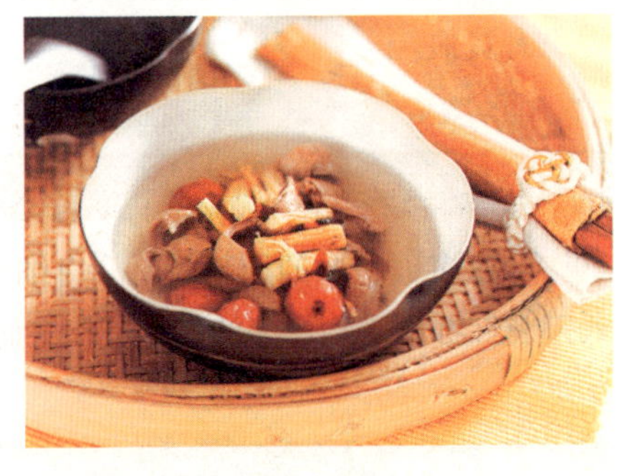

原料：桂枝15克，党参10克，红枣6枚，猪心半个，盐1小匙。

做法：

1. 猪心入沸水中汆烫，捞出，冲洗干净后切片。

2. 桂枝、党参、红枣洗净，盛入锅中，加3碗水以大火煮开，转小火续煮30分钟。

3. 转中火让汤汁沸腾，放入猪心片，待水再开，加盐调味即可。

功效：本品温经散寒、益气养心，适合寒凝心脉型冠心病患者食用。

玉竹炖猪心

原料：玉竹50克，猪心500克，生姜片、葱段、花椒、盐、白糖、味精、香油各适量。

做法：

1. 将玉竹洗净，切成段；猪心剖开，洗净血水，切块。

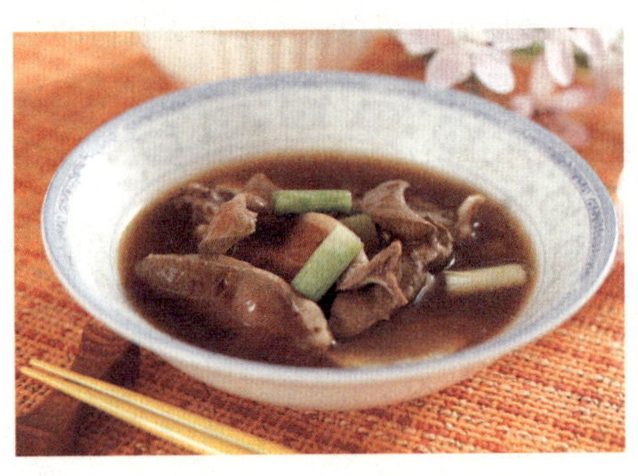

2. 将玉竹、猪心、生姜片及洗净的葱段、花椒同置锅内煮40分钟。

3. 下盐、白糖、味精和香油于锅中即可。

功效：此汤具有安神宁心、养阴生津等功效，常食可改善冠脉流量，防治冠心病。

贫血

在一定容积的循环血液内红细胞计数、血红蛋白量以及红细胞压积均低于正常标准则称为贫血。成年男子的血红蛋白低于12.5g/dL就可认为患有贫血。

发病原因

贫血多因造血的原料不足、血细胞形态发生改变、人体的造血功能降低以及红细胞受到过多的破坏或损失而发病。

临床症状

主要症状：面色苍白或萎黄、口唇及指甲苍白色淡、头晕眼花、心悸气短、失眠健忘、女性月经量少、舌质淡等。

血液检查：成年男子的血红蛋白低于12.5g/dL，成年女子的血红蛋白低于11.0g/dL，即为贫血。

治疗原则

血红蛋白是人体血液中红细胞的主要组成成分，当血红蛋白的含量低于正常水平时，就会导致贫血。因此，增加血红蛋白浓度是改善贫血的一个重要方法。此外，红细胞是血液中数量最多的一种血细胞，当红细胞数量减少到一定程度时也会引起贫血。因此在治疗贫血的同时还应促进红细胞生成。

贫血调理药膳

归芪补血乌鸡汤

原料：乌鸡1只，当归、黄芪各15克，盐适量。

做法：

1. 乌鸡洗净，剁块，放入沸水中汆烫，待3分钟后捞起，冲净，沥水。
2. 当归、黄芪分别洗净，备用。
3. 乌鸡和当归、黄芪一道入锅，加6碗水，以大火煮开，转小火续炖25分钟，煮至乌鸡肉熟烂，以盐调味即可。

功效：此汤能促进血液循环，适合有贫血、体虚等症状的患者食用。

猪肝汤

原料：猪肝300克，小白菜段半碗，盐1/4茶匙，米酒、淀粉、香油、姜丝各适量。

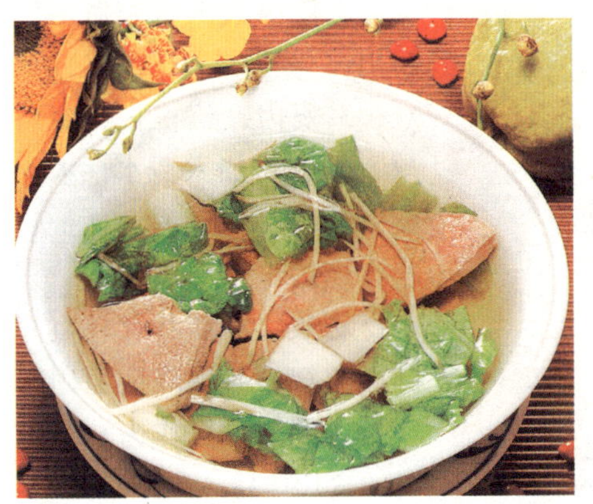

做法：

1. 猪肝洗净，切片，沾淀粉后汆烫，捞出备用。
2. 烧开3杯水，水开后投入小白菜、盐、姜丝，再把猪肝加入，稍沸熄火。
3. 淋上米酒及香油即可。

功效：本品可补血养肝，能缓解肝血亏虚引起的贫血症状。

黑豆益母草瘦肉汤

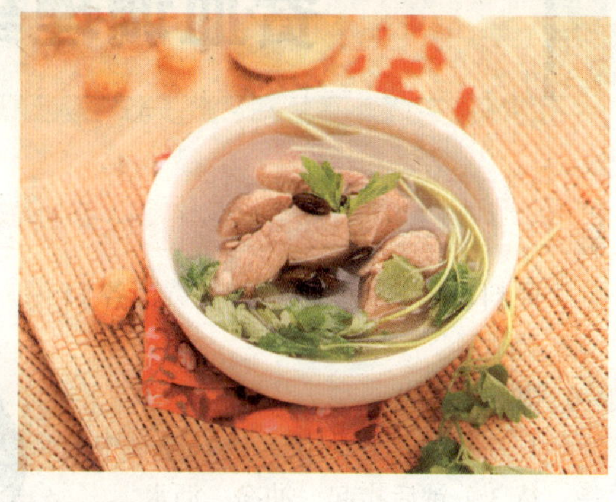

原料： 瘦肉250克，黑豆50克，益母草20克，枸杞10克，盐5克，鸡精5克。

做法：

1. 瘦肉洗净，切块，氽水；黑豆、枸杞洗净，浸泡；益母草洗净。

2. 将瘦肉、黑豆、枸杞放入锅中，加入清水慢炖2小时。

3. 放入益母草稍炖，调入盐和鸡精即可。

功效： 本品有补血养颜，滋养脏腑、补中益气、滋阴养胃等功效，适合贫血患者日常饮用。

核桃仁当归瘦肉汤

原料： 瘦肉500克，核桃仁、当归、姜、葱各少许、盐6克。

做法：

1. 瘦肉洗净切块；核桃仁洗净；当归洗净，切片；姜洗净去皮，切片；葱洗净，切段。

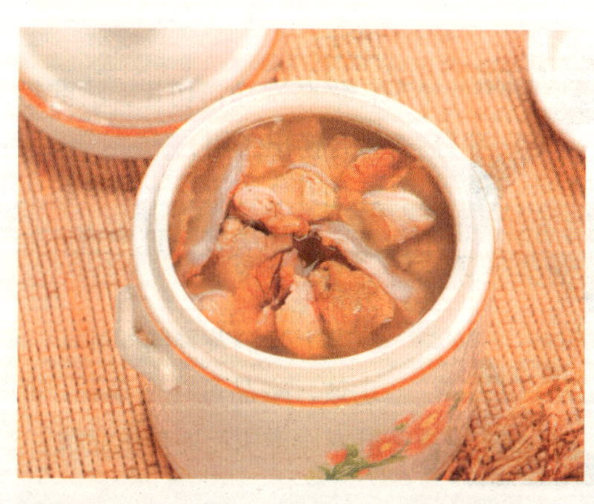

2. 瘦肉入水氽去血水后捞出。

3. 瘦肉、核桃仁、当归放入炖盅，加入清水；大火慢炖1小时后，调入盐，转小火炖熟即可食用。

功效： 本品具有补血润肺、益智健脑、降低胆固醇含量等功效，可作为贫血患者的食疗佳品。

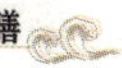

清补凉节瓜煲猪蹄

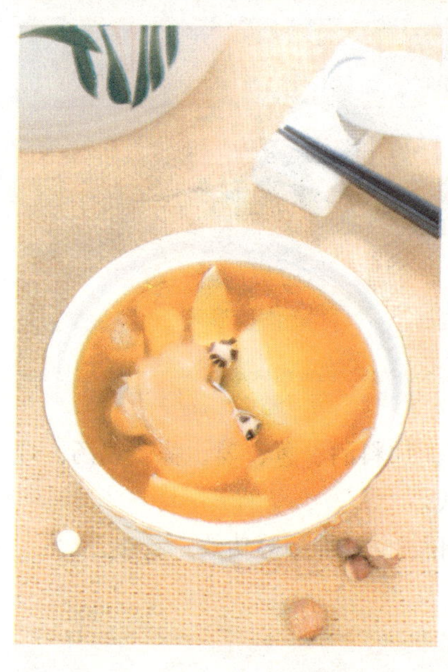

原料： 猪蹄200克，姜片5克，芡实、莲子、节瓜各适量，盐3克。

做法：

1. 猪蹄洗净，剁开成块；芡实洗净；莲子去莲心，洗净；节瓜去皮，洗净切块。

2. 锅入水烧沸，下入猪蹄，待除去表面血渍后，捞起洗净。

3. 砂煲注水，放入姜片，大火烧开后放入猪蹄、芡实、莲子、节瓜，改小火炖煮3小时，加盐调味即可。

功效： 本品具有益气养血的功效，可有效预防肌营养障碍、改善全身的血液微循环。

党参排骨汤

原料： 羌活、独活、川芎、前胡各2.5克，党参15克，柴胡10克，茯苓、甘草、枳壳各5克，排骨250克，干姜5克、盐4克。

做法：

1. 药材洗净入锅加1200毫升水熬剩600毫升。

2. 排骨斩块，氽烫后放入炖锅，加入药汁和干姜，加水盖过材料煮开。

3. 转小火炖约30分钟，加盐调味即可。

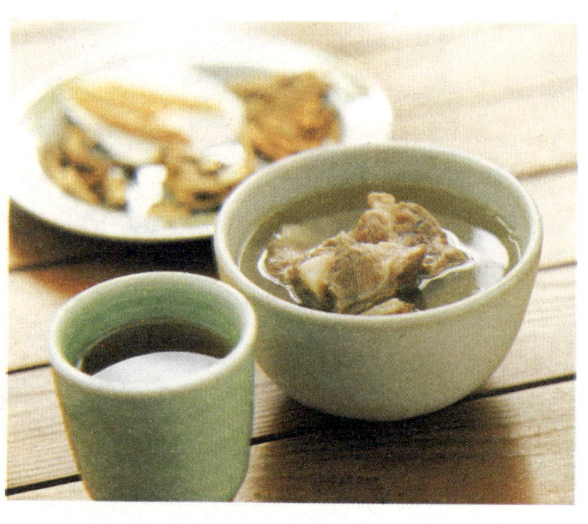

功效： 本品具有益气补血、增强免疫力、增强造血功能等功效。

虫草红枣炖甲鱼

原料： 甲鱼1只，冬虫夏草10枚，红枣10颗，葱、姜片、蒜瓣各适量、料酒、盐、味精、鸡汤各适量。

做法：

1. 宰好的甲鱼切4块；冬虫夏草洗净；红枣泡开。

2. 甲鱼入锅煮沸，捞出割开四肢剥去腿油，洗净。

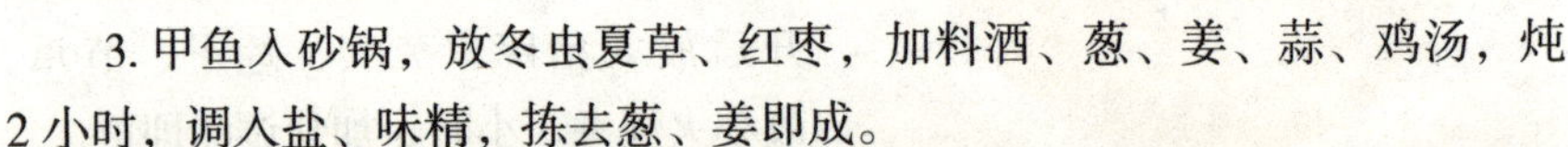

3. 甲鱼入砂锅，放冬虫夏草、红枣，加料酒、葱、姜、蒜、鸡汤，炖2小时，调入盐、味精，拣去葱、姜即成。

功效： 本品具有清热养阴、补血补肝、滋补养颜等功效。

红枣猪肝冬菇汤

原料： 猪肝220克，冬菇30克，红枣6颗，枸杞、生姜各适量、盐、鸡精各适量。

做法：

1. 猪肝洗净切片；冬菇洗净温水泡发；红枣、枸杞洗净；姜洗净去皮切片。

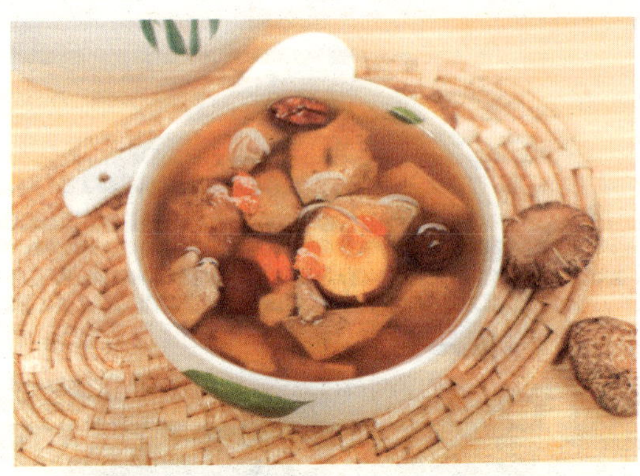

2. 锅中注水烧沸，入猪肝氽去血沫。

3. 炖盅装水，放入所有食材，上蒸笼炖3小时，调入盐、鸡精后即可食用。

功效： 本品有补血养颜、益气生津等功效，对于气血津液不足有一定的改善作用。

高血压

高血压是指在静息状态下动脉收缩压和/或舒张压升高，常伴有心、脑、肾、视网膜等器官功能性或器质性改变，以及脂肪和糖代谢紊乱等现象。

发病原因

遗传因素（家族遗传）、饮食习惯（过量摄取盐分、过度饮酒、过度食用油腻食物）、药物等因素都会导致高级神经中枢调节血压的功能紊乱。

临床症状

头晕：有些患者的头晕是一过性的，常在突然下蹲或起立时出现，有些则是持续性的。

头痛：多为持续性钝痛或搏动性胀痛，甚至有炸裂样剧痛。

精神症状：烦躁、心悸、失眠、注意力不集中、记忆力减退。

神经症状：肢体麻木，常见手指、足趾麻木，或皮肤如蚊行感，或项背肌肉紧张、酸痛。

治疗原则

引起高血压的主要原因是摄入过多的胆固醇、体内胆固醇合成过多以及胆固醇代谢紊乱。因此，降低血液内胆固醇含量可适当改善高血压症状。此外，人体的血压高低可由前列腺素来调节，若前列腺素受到氧自由基的损害而降低活力，就会出现高血压。因此通过清除氧自由基可以适当地预防和改善高血压症状。另外，还可通过防止血液黏稠来改善高血压症状。

高血压调理药膳

山楂降压汤

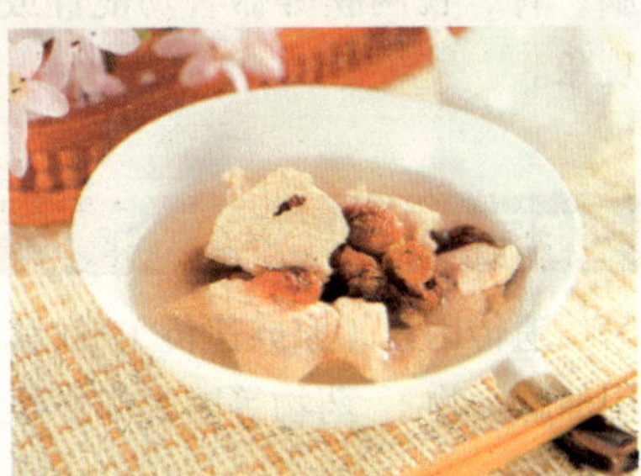

原料： 山楂 15 克，猪瘦肉 200 克，食用油、姜、葱、鸡汤、盐各适量。

做法：

1. 把山楂洗净，备用。

2. 猪瘦肉洗净，去血水，切片；姜洗净，拍松；葱洗净，切段。

3. 把锅置中火上烧热，加入食用油，烧至六成热时，下入姜、葱爆香，加入鸡汤，烧沸后下入猪瘦肉、山楂、盐，用小火炖 50 分钟即成。

功效： 本品可化食消积、降低血压，适合高血压、食积腹胀的患者食用。

黑白木耳炒芹菜

原料： 干黑木耳、干白木耳各 25 克，芹菜茎、胡萝卜、黑白芝麻各适量，盐、砂糖、香油各适量。

做法：

1. 黑木耳、白木耳以温水泡开、洗净；芹菜切段；胡萝卜切丝。上述材料均以开水汆烫后捞起备用。

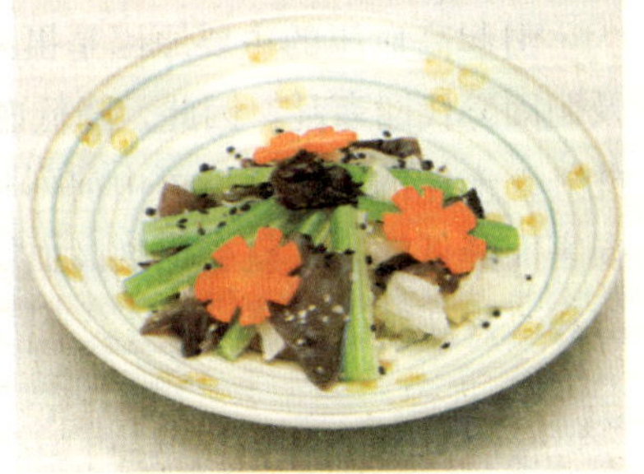

2. 将黑、白芝麻用香油爆香，拌入黑木耳、白木耳、芹菜、胡萝卜炒匀，并熄火起锅，加入盐、砂糖腌制 30 分钟即可。

功效： 本品可降压降脂，适合高血压、高脂血症等疾病的患者食用。

脑血管硬化

脑血管硬化是中枢神经系统的常见病，通常由脑部血管弥漫性粥样硬化、管腔狭窄及小血管闭塞等原因，使脑部的血流供应减少所引起。

发病原因

脑血管硬化多与体内毒素的积累、环境污染导致血液黏稠凝聚有关。另外，生活或工作节奏紧张、吸烟酗酒、营养过剩等因素均可引起动脉粥样硬化。

临床症状

初期症状：头晕头痛。头痛多在前额部和后脑勺，多为钝痛，在体位变化时出现或加重。如基底部的动脉发生粥样硬化时可出现眩晕、眼球震颤、恶心、面部肌肉麻痹等病症，有的患者并发有吞咽困难、记忆力减退、注意力不集中、脑力劳动能力降低等。

晚期症状：记忆力缺损、意识障碍，有的还可能出现幻觉、冲动、攻击性的行为等。

治疗原则

脑血管硬化的发生与人体摄入脂类物质过多密切相关。脂类物质容易沉积在脑动脉管壁上，使正常的血液循环受到影响，进而导致脑血管逐渐发生粥样硬化，最终引起脑血管阻塞。因此，改善脑血管血液循环是防治此病的一个重要手段。当脑动脉的管壁内膜受到损伤时，血小板、纤维素等物质会积聚在受损的血管壁内膜上，也容易导致血管弹性降低、官腔变窄，从而引起脑血管硬化。因此，适当降低血液黏稠度，控制血小板聚集也可防治此病。

脑血管硬化调理药膳

薏米南瓜浓汤

原料： 薏米35克，南瓜150克，洋葱60克，奶油5克，盐3克，奶精少许。

做法：

1. 薏米洗净，入果汁机打成薏米泥。

2. 南瓜、洋葱洗净切丁，均入果汁机打成泥。

3. 锅加热，将奶油熔化，倒入南瓜泥、洋葱泥、薏米泥煮滚，化成浓汤状后加盐，淋上奶精即可。

功效： 本品具有降低血压、保护血管、抗动脉粥样硬化的功效。

决明子苦丁茶

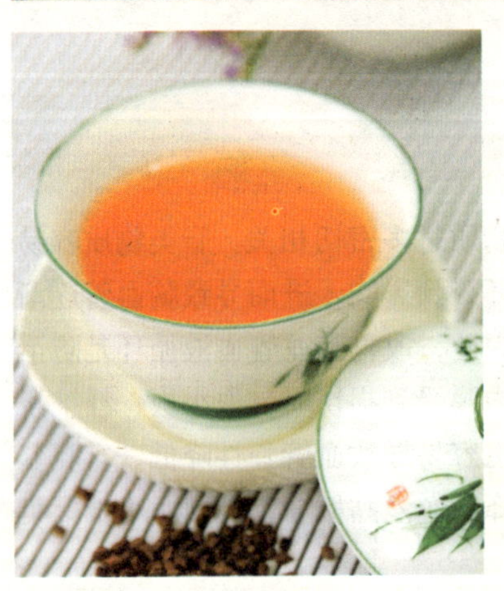

原料： 炒决明子、牛膝、苦丁茶各5克，砂糖适量。

做法：

1. 将炒决明子、牛膝、苦丁茶洗净，放进杯中。

2. 加入沸水冲泡10分钟。

3. 加入砂糖调味即可。

功效： 本品可清热泻火、降压降脂，能预防脑血管动脉硬化。

第七章

调理内分泌系统疾病的药膳

●内分泌系统疾病对身体的危害极大，因为它会直接影响机体的新陈代谢功能，使人体的生长、发育、生殖等停止或减慢。常见的内分泌代谢疾病有糖尿病、高脂血症、甲亢、痛风等。

●常用于辅助治疗内分泌系统疾病的食物有苦瓜、黄瓜、洋葱、南瓜、芹菜、柚子、番石榴、红枣、木耳、魔芋、樱桃、海带、甲鱼等。

●常用于治疗内分泌系统疾病的中药材有枸杞、荷叶、白术、何首乌、女贞子、桑叶、夏枯草、山药、牛膝、丹参、黄芩、玉米须等。

糖尿病

糖尿病是由各种致病因子作用于机体导致胰岛功能减退、胰岛素抵抗等而引发的糖、蛋白质、脂肪、水和电解质等一系列代谢紊乱综合征。

发病原因

除遗传因素外，大多数糖尿病是由不良的生活和饮食习惯造成的，如体力活动过少、心情长期紧张焦虑等，部分患者是因长期使用糖皮质激素药物引起。

临床症状

三多一少：多食、多尿、多饮、身体消瘦。

血糖高：空腹血糖超过 7.0 mmol/L；餐后 2 小时血糖超过 11.1 mmol/L。

其他症状：眼睛疲劳、视力下降、手脚麻痹、发抖、夜间小腿抽筋、神疲乏力、腰酸等。

治疗原则

糖尿病多因体内胰岛素相对不足，从而导致血糖升高，引起机体代谢紊乱所致。因此，治疗此病宜以降低血糖浓度为主。其次，由于精神及神经因素的影响，导致肾上腺素等应激激素分泌增加而使得血糖升高，从而诱发糖尿病。因此，抑制肾上腺素分泌可有效调节血糖，防治糖尿病。此外，糖尿病患者要限制热量的摄入，宜采用高蛋白、低脂肪、低糖饮食法。

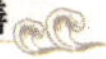

糖尿病调理药膳

三七丹参茶

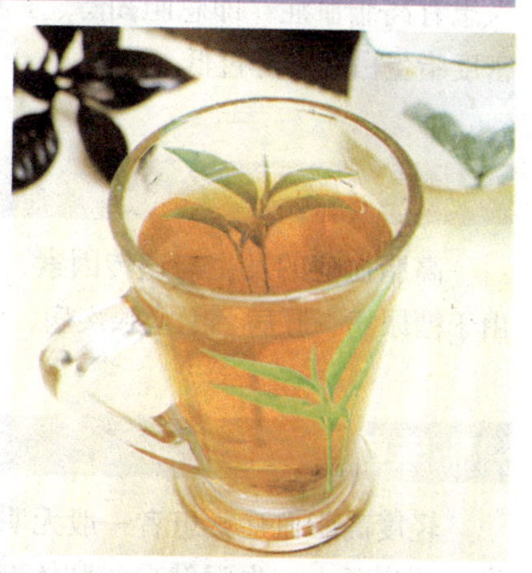

原料：三七 10 克，丹参 5 克。

做法：

1. 将三七、丹参洗净，再放入装有 800 毫升水的锅中煎煮 15 分钟。

2. 滤渣取汁倒入茶杯中当茶饮用，每日 1 杯。

功效：本品可降低血糖、血压、血脂，能预防心脑血管方面的并发症发生。

西洋参冬瓜野鸭汤

原料：西洋参 6 克，冬瓜（连皮）300 克，野鸭块 500 克，石斛 50 克，生姜、大枣各适量。

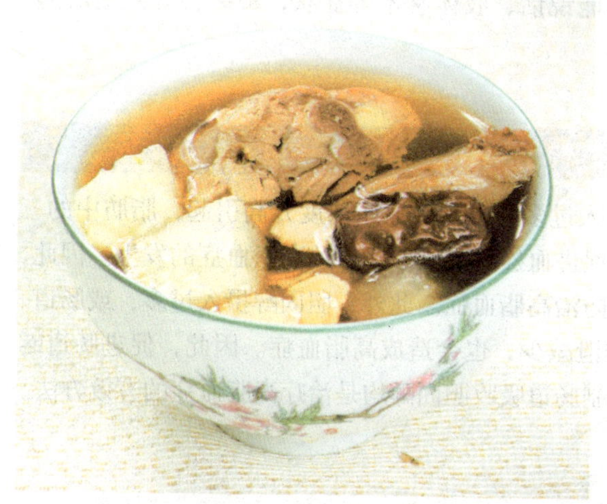

做法：

1. 全部用料洗净放入锅内，注水烧开后转小火煲 2 小时。

2. 加盐调味，盛出即可。

功效：本品可益气补虚，适合 2 型糖尿病患者食用，可改善体虚症状。

高脂血症

高脂血症是血脂异常的通称，如果符合以下一项或几项，就可确定该人患有高脂血症：即总胆固醇、三酰甘油、低密度脂蛋白胆固醇过高，高密度脂蛋白胆固醇过低。

发病原因

高脂血症的发生与遗传因素，以及高胆固醇、高脂肪饮食有关，也可由于糖尿病、肝病、甲状腺疾病、肾病、肥胖、痛风等疾病引起。

临床症状

轻度高脂血症：患者一般无明显的自觉症状，部分患者仅有轻度的头晕、神疲乏力、失眠健忘、肢体麻木、胸闷、心悸等症状，常在体检化验血液时发现高脂血症。另外，高脂血症常常伴随着体重超标与肥胖。

重度高脂血症：患者常有头晕目眩、头痛 、胸闷、气短、心慌、胸痛、乏力、口角歪斜、不能说话、肢体麻木等症状，最终会导致冠心病、脑卒中等严重疾病。

治疗原则

高脂血症多因人体摄入过多脂肪导致血脂浓度升高引起，脂肪中的三酰甘油会加速血液凝固，促进血栓形成，最终导致高脂血症的发生。因此，抑制脂肪的消化吸收可以防治高脂血症。此外，胆固醇摄入过多，或肠道、肝脏合成胆固醇过多而排泄减少，也会造成高脂血症。因此，促进肠道蠕动以排泄胆固醇，以及抑制肠道吸收胆固醇均是治疗高脂血症的有效方法。

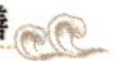

高脂血症调理药膳

冬瓜玉米须饮

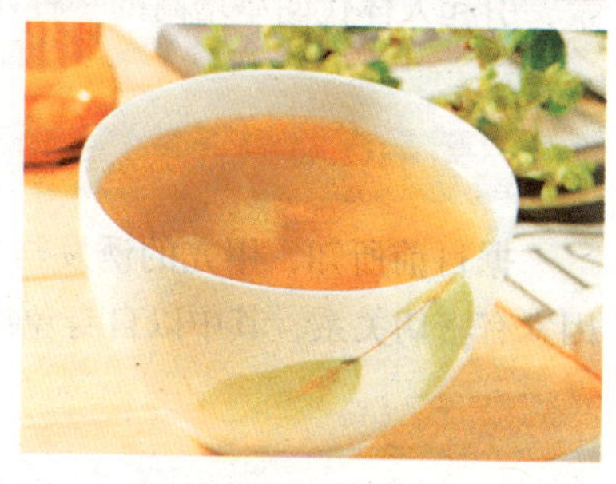

原料： 冬瓜肉、冬瓜皮、冬瓜子合计 2 碗，老玉米须 25 克，老姜 2 片。

做法：

1. 冬瓜必须买带子的，先将冬瓜皮、肉、子切分开，并将冬瓜子剁碎（因为瓜子中有利尿成分，若不剁碎无法释出）。将老玉米须放入纱布袋中，扎紧。

2. 将所有原料放入锅中，注水烧开，煮 20 分钟，捞去药袋即可。

功效： 本品具有利尿消肿、加速代谢体内废物、降低血脂的功效。

莱菔子萝卜汤

原料： 莱菔子 15 克，白果 20 克，白芥子 10 克，陈皮 8 克，萝卜 1 个，玉米 1 根，猪尾骨半根，盐适量。

做法：

1. 猪尾骨洗净后以开水汆烫；白芥子、陈皮洗净煎汤，去渣留汁。

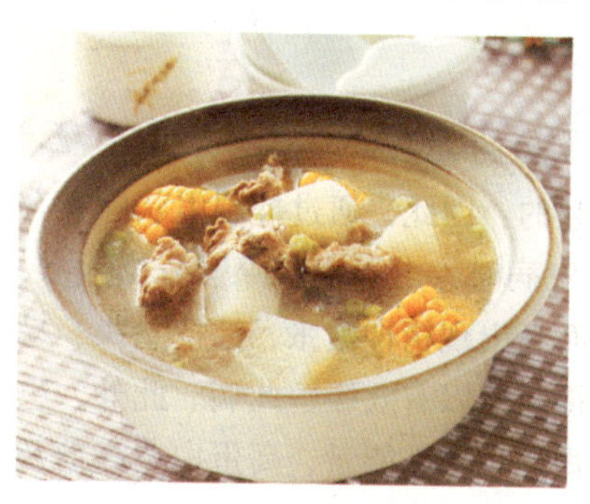

2. 锅中加清水煮开，放入莱菔子煮沸，加入猪尾骨同煮 30 分钟。

3. 将萝卜、玉米洗净切块，与洗净的白果一同放入猪骨锅中，倒入煎好的药汁续煮至熟，加盐调味即可。

功效： 本品有行气消食、化痰祛瘀的功效，适用于痰瘀阻络型高脂血症，但高脂血症伴痰多、伤食泄泻者食用。

甲亢

甲状腺功能亢进症简称“甲亢”，是由于甲状腺分泌过多的甲状腺激素，引起人体代谢率增高的一种疾病。本病男女患病率之比为1 ∶ 4。

发病原因

据目前所知，甲亢的诱发与自身免疫、遗传和环境（细菌、病毒）等因素有密切关系，其中以自身免疫因素最为重要。

临床症状

代谢增加及交感神经高度兴奋：患者身体各系统的功能亢进，常见有怕热、多汗、易饿、多食、消瘦、心慌、大便次数增多、腹泻、容易激动、兴奋、多语、失眠、舌及手伸出可有细微颤动等症状，很多患者还会感觉疲乏、无力、容易疲劳，多伴有肌肉萎缩。

甲状腺肿大：甲状腺呈弥漫性肿大，质地软，有弹性，触诊时可有震颤，能听到“嗡鸣”样血管杂音。

突眼症：大部分患者有眼部异常或突眼症状，而眼突较重者，甲亢症状常较轻。

治疗原则

甲亢是由于甲状腺素分泌过多而引起的。因此，通过抑制甲状腺素合成可以有效防治此病。其次，甲亢患者发病时，由于甲状腺素分泌过多，使得神经系统处于极度兴奋的状态，从而会出现精神紧张、性情急躁、易激动、失眠等症状，因此通过抑制中枢神经可以有效缓解此病。此外，患者还应多食用解毒、补肝肾、清火的食物，宜吃高能量、高蛋白、高糖及高维生素食物。

甲亢调理药膳

生地煲龙骨

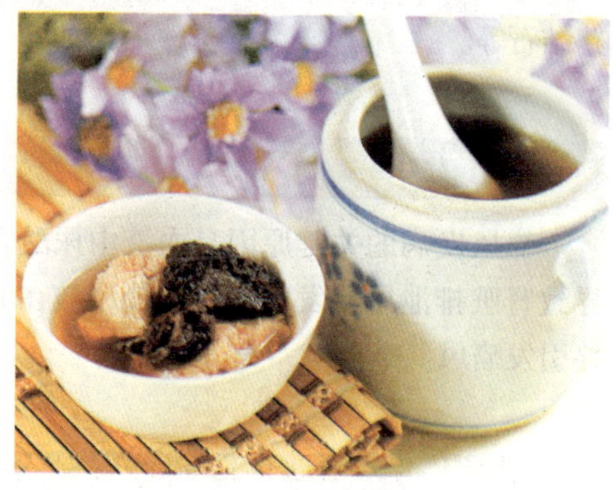

原料：龙骨500克，生地20克，生姜、盐、味精各适量。

做法：

1. 龙骨洗净，斩成小段；生地洗净；生姜去皮，切成片。

2. 将龙骨放入炒锅中炒至断生，捞出备用。

3. 取一炖盅，放入龙骨、生地、生姜和适量清水，隔水炖60分钟，加盐、味精调味即可。

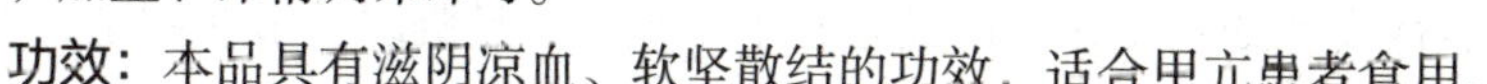

功效：本品具有滋阴凉血、软坚散结的功效，适合甲亢患者食用。

玫瑰夏枯草茶

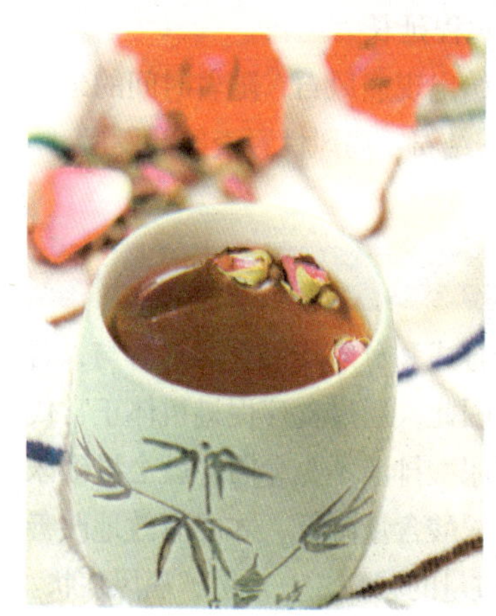

原料：玫瑰、夏枯草、蜂蜜各适量。

做法：

1. 玫瑰、夏枯草洗净，放进杯碗中。

2. 往杯碗中注入开水冲泡。

3. 加入蜂蜜调味即可。

功效：本品具有行气解郁、清肝明目的作用，可缓和甲亢引起的情绪躁动。

痛风

痛风是由于嘌呤代谢紊乱导致血尿酸增加而引起组织损伤的疾病。除高尿酸血症外，患者还可表现为关节炎、痛风石、关节畸形、肾炎和尿酸性尿路结石等。

发病原因

痛风发病的关键原因是血液中尿酸含量长期增高。这是由于多种因素导致肾脏排泄尿酸发生障碍，使尿酸在血液中聚积，产生高尿酸血症，最终引发痛风。

临床症状

急性发作期：发作时间通常是下半夜，症见脚踝关节或脚趾、手臂、手指关节处肿胀、发红，伴有剧烈疼痛。

间歇期：该阶段痛风的症状主要表现为血尿酸浓度偏高。所谓的间歇期是指痛风两次发病的间隔期，一般为几个月至一年。如果没有采用降尿酸的措施，发作会更加频繁，使痛感加重，病程延长。

慢性期：此时痛风频繁发作，身体部位开始出现痛风石，随着时间的延长痛风石可逐步变大。此阶段的痛风容易引起尿酸结石、痛风性肾炎等并发症。

治疗原则

痛风是一种嘌呤代谢紊乱性疾病。嘌呤的合成和分解均需要酶的参与，若是酶缺失或先天性代谢异常，就会导致痛风。因此，通过食疗促进机体正常代谢可有效控制病情。当机体生成的尿酸过量或尿酸排泄不充分时，就会导致尿酸堆积，从而引起痛风。因此只有将机体中的尿酸含量降低，才能有效地改善病症。此外，食用碱性蔬菜和水果，可以中和过量的尿酸，有效缓解痛风症状。

痛风调理药膳

威灵仙牛膝茶

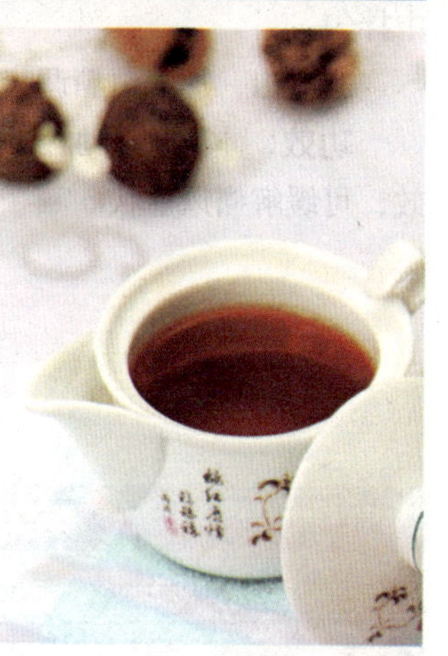

原料： 威灵仙、牛膝各10克，车前草5克，砂糖适量。

做法：

1. 将威灵仙、牛膝、车前草洗净，放入茶杯。
2. 置锅于火上，倒入600毫升水，烧开。
3. 用开水冲泡威灵仙、牛膝、车前草，加盖闷10分钟后调入砂糖即可。

功效： 本品具有活络通经、利尿通淋的作用，适合痛风患者饮用。

防风饮

原料： 防风9克，丹参6克，薏米20克，冰糖20克。

做法：

1. 丹参去皮、心、尖，洗净；防风润透切片；薏米去杂质，洗净。

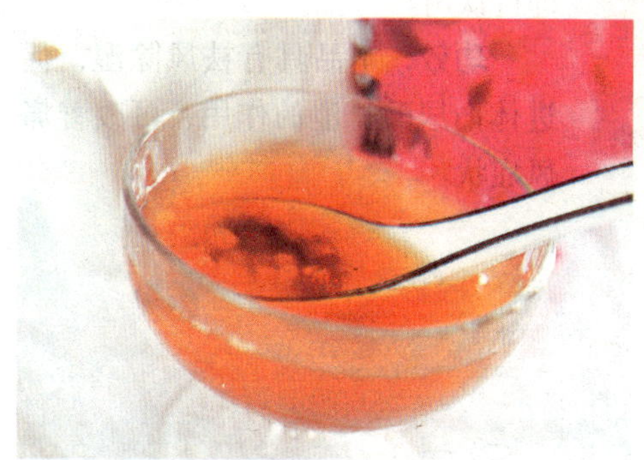

2. 把薏米、防风、丹参同放炖锅内，加水250毫升。
3. 把炖锅置武火上烧沸，再用文火煮50分钟左右，加入冰糖调味即可。

功效： 本品可解表祛风，适合湿热痹阻、痰瘀阻滞型痛风患者饮用。

苹果燕麦牛奶

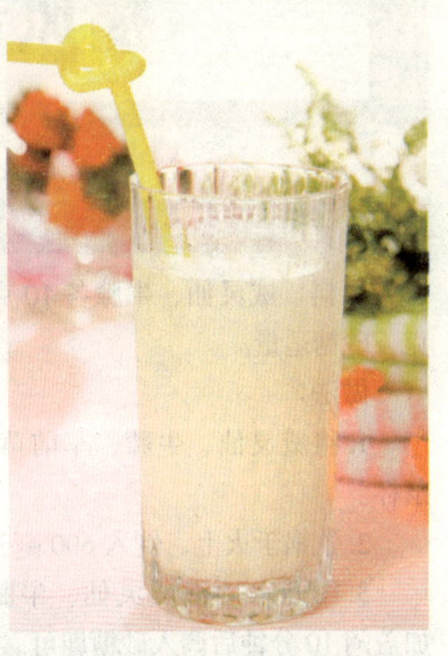

原料：苹果1个，燕麦20克，牛奶30毫升，白糖适量。

做法：

1. 苹果洗净，切小块。
2. 将苹果、燕麦、牛奶加入冰沙机中拌匀。
3. 盛出，加入白糖调味即可。

功效：本品具有加强尿酸排泄的功效，可缓解痛风症状。

樱桃苹果汁

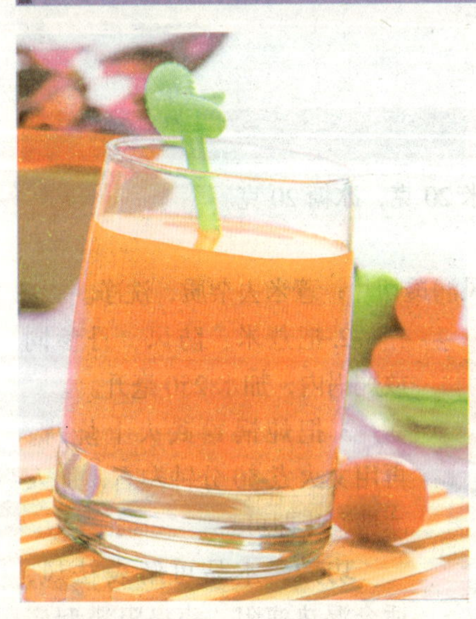

原料：樱桃300克，苹果1个。

做法：

1. 将苹果洗净，切小块，榨汁。
2. 将樱桃洗净，切小块，放入榨汁机榨汁，以滤网去残渣。
3. 将前面制好的果汁混合拌匀即可饮用。

功效：本品具有祛风除湿，促进体内尿酸排泄的作用，可改善痛风症状。

第八章

调理骨科、皮肤科疾病的药膳

●骨科疾病包括骨、骨连接（关节、韧带、软骨等）以及骨骼肌三种器官的疾病。常见的骨科疾病有骨质疏松、骨质增生、肩周炎、风湿病、颈椎病、腰椎间盘突出等。

●常用于治疗骨科疾病的中药材有附子、连翘、肉桂、羌活、桂枝、补骨脂、骨碎补、川芎、牛膝、红花、延胡索等。

●皮肤病的发病率很高，主要症状为皮疹、瘙痒，有的可伴有腹痛、恶心、呕吐、胸闷、心悸等。常见的皮肤科疾病有痤疮、湿疹、牛皮癣、脱发等。

●常用于治疗皮肤科疾病的中药材有芦荟、防风、连翘、何首乌、菟丝子、丹参、当归、川芎、土茯苓、地肤子、蛇床子、苦参、白芷等。

骨质疏松

骨质疏松是以骨组织显微结构受损，骨矿成分和骨基质等比例不断减少，骨脆性增加并易发骨折的一种全身性骨代谢障碍的疾病。

发病原因

骨质疏松多和内分泌失调（如钙调节激素的分泌失调）、遗传（有家族患病史）、营养缺乏等因素有关。

临床症状

疼痛：原发性骨质疏松症最常见的症状以腰背痛多见，疼痛沿脊柱向两侧扩散，仰卧或坐位时减轻，久立、久坐时疼痛加剧，日间疼痛轻，夜间和清晨醒来时加重，弯腰、肌肉运动、咳嗽、大便用力时加重。

骨骼变形：多在疼痛后出现，患者身长缩短、驼背弯腰。

易骨折：骨折常发生在脊椎、腕部和髋部。脊椎骨折常是压缩性骨折、楔形骨折，可使整个脊椎骨变扁变形，这也是老年人身材变矮的原因之一。

呼吸功能下降：当脊椎后弯、胸廓畸形时，患者往往可出现胸闷、气短、呼吸困难等症状。

治疗原则

骨质疏松的主要致病因素是由于体内缺乏钙、磷等微量元素，补充钙质是治疗此病的关键。此外，维生素 D 能促进人体对钙的吸收，人体缺乏维生素 D 时也会引起缺钙，导致骨质疏松。因此，补充维生素 D 对改善骨质疏松有很好的效果。

骨质疏松调理药膳

板栗玉米煲排骨

原料：猪排骨350克，玉米棒200克，板栗50克，盐3克，葱花、姜末各5克，高汤、食用油各适量。

做法：

1. 将猪排骨洗净，剁成块，汆水。

2. 玉米棒洗净，切块；板栗洗净，备用。

3. 净锅上火倒入油，将葱花、姜末爆香，下入高汤、猪排骨、玉米棒、板栗，调入盐煲至熟即可。

功效：本品有补肾壮骨的功效，常食可缓解骨质疏松、腰膝酸软的症状。

酒酿蛋花

原料：酒酿1碗，鸡蛋2个，白糖适量。

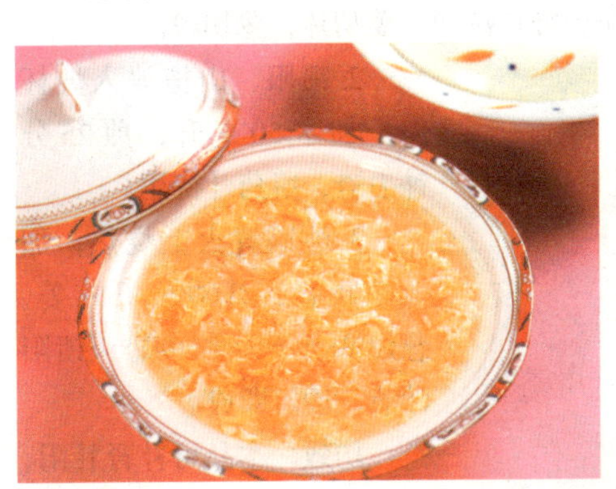

做法：

1. 酒酿加水煮开，待煮沸后再转小火续煮10分钟，将酒精挥发掉。

2. 将白糖加入酒酿中。

3. 将鸡蛋打散，徐徐淋入酒酿中，至蛋花形成即可。

功效：本品具有补充钙质的作用，可改善骨质疏松的症状。

养生黑豆奶

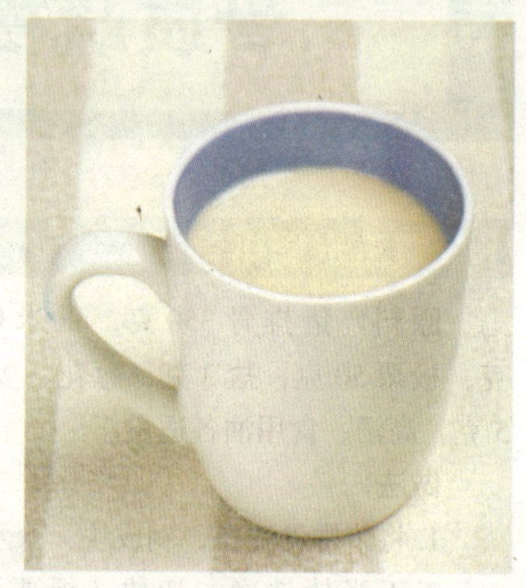

原料： 青仁黑豆200克，生地8克，玄参、麦冬各10克，白糖30克。

做法：

1. 青仁黑豆洗净，浸泡约4小时至豆子膨胀，沥干水分备用。

2. 生地、玄参、麦冬洗净后放入棉布袋内，置入注水锅中，以小火煎15分钟，滤取药汁备用。

3. 将黑豆与药汁混合，放入果汁机内搅拌均匀，过滤出豆浆倒入锅中煮沸，加白糖调味即可。

功效： 本品可滋阴养血、补肾壮骨、补充钙质，适合骨质疏松的患者饮用。

锁阳炒虾仁

原料： 锁阳、核桃仁各15克，山楂10克，虾仁100克，姜、葱、盐、食用油各适量。

做法：

1. 把锁阳、核桃仁、山楂洗净，虾仁洗净，姜切片，葱切段。

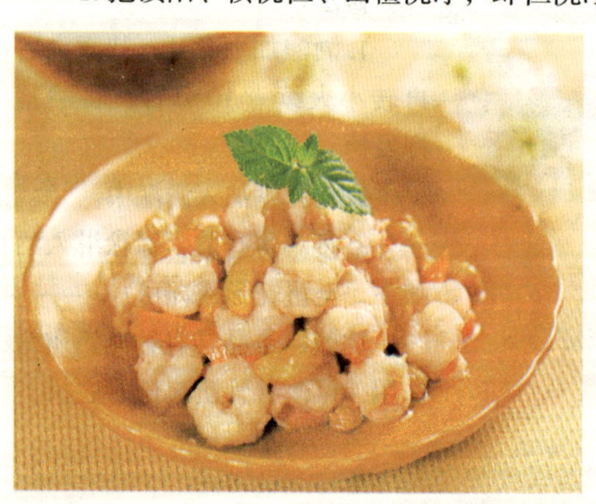

2. 锁阳、山楂放入炖杯内，加水50毫升，煎25分钟去渣，留药汁待用。

3. 油锅置火上烧热，加入核桃仁，炸香，下入姜、葱爆香，下虾仁、盐、锁阳汁液，炒匀即成。

功效： 本品可补肾壮阳、强腰壮骨，适合肝肾亏虚型骨质疏松患者食用。

骨质增生

骨质增生是骨关节退行性改变的一种表现，可分为原发性和继发性两种，多发生于45岁以上的中年人或老年人中，其中男性多于女性。

发病原因

多由于中年以后体质虚弱及骨关节退行性改变导致；长期站立或行走及长时间地保持某种姿势，由于肌肉的牵拉或撕脱，血肿机化，也会形成刺状或唇样的骨质增生。

临床症状

颈椎骨质增生：好发部位以颈椎4、5、6节椎体最常见。表现为颈背疼痛、上肢无力、手指发麻并有触电样感觉、头晕、恶心，甚至视物模糊。

腰椎骨质增生：好发部位以第3、4腰椎最常见。临床上常出现腰椎及腰部软组织酸痛、胀痛、僵硬与疲乏感，甚至不能弯腰。

膝盖骨质增生：膝关节疼痛僵硬、发软，易摔倒，伸屈时有弹响声，部分患者可见关节积液，局部有明显肿胀、压缩现象。

治疗原则

中医认为，骨质增生多因肝肾亏虚、筋骨失养所致。因此，治疗本病可从补肝肾、强筋骨这方面着手。骨质衰老退变是导致骨质增生的直接因素，因此治疗时宜多食用抗衰老、抗氧化的食物。另外，补充钙质也是防治骨关节退行性改变的一个重要方法。因此，可多食高钙食物，多晒太阳，让钙质得到更好地吸收。

骨质增生调理药膳

补骨脂芡实鸭汤

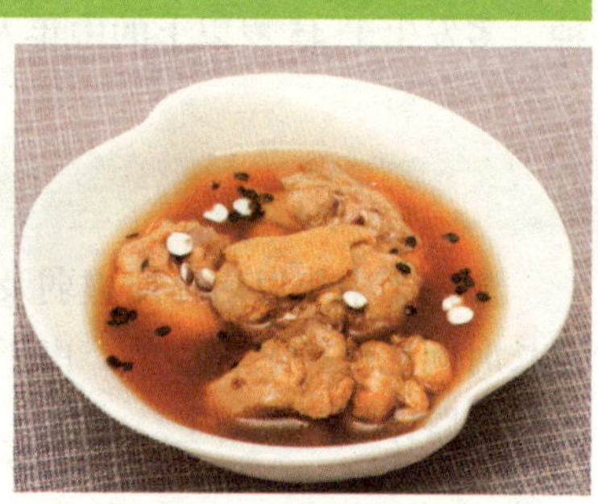

原料：鸭肉300克，补骨脂15克，芡实50克，盐1小匙。

做法：

1. 芡实、补骨脂均洗净；鸭肉洗净，放入沸水中氽烫，去掉血水，捞出。

2. 将芡实与补骨脂、鸭肉一起盛入锅中，加入适量清水。

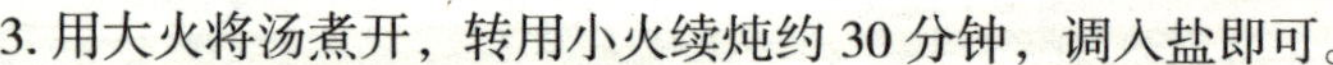

3. 用大火将汤煮开，转用小火续炖约30分钟，调入盐即可。

功效：本品具有补肾益气、强腰壮骨的功效，适合骨质增生的患者食用。

人参鸡汤

原料：人参1根，红枣3枚，童子鸡1只，板栗2颗，葱段适量，泡好的糯米50克，盐、枸杞各5克。

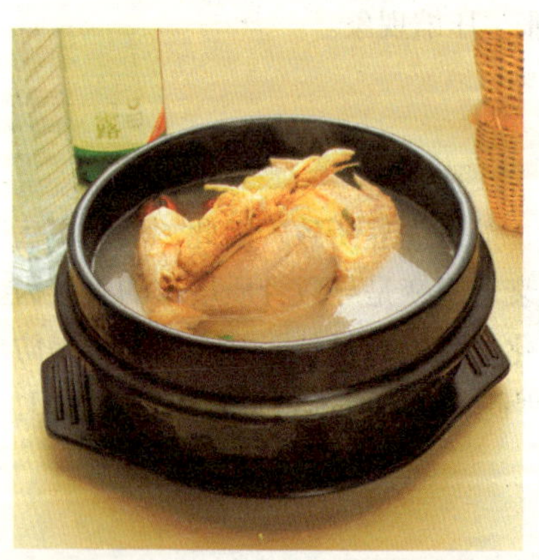

做法：

1. 鸡处理干净，腹内放入洗净的板栗、红枣、葱段、枸杞、人参及泡好的糯米。

2. 锅中注适量水，放入鸡后上火炖40分钟。

3. 炖至熟，调入盐，待2分钟后即可食用。

功效：本品具有补充钙质的功效，对骨质增生患者有较好的食疗作用。

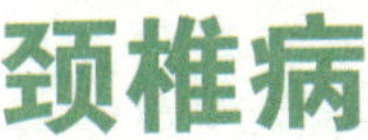

颈椎病

颈椎病是指因为颈椎的退行性病变引起颈椎管或椎间孔变形、狭窄，刺激、压迫颈部脊髓及神经根，并引起相应的临床症状的疾病。

发病原因

外伤是导致颈椎病的直接原因，长期不良的姿势亦可诱发，如长时间伏案工作、躺在床上看电视看书、长时间用电脑、枕头过高、剧烈旋转颈部或头部等。

临床症状

肩颈症状：颈肩酸痛，疼痛可放射至头枕部和上肢，常伴有头颈肩背手臂酸痛，脖子僵硬，活动受限。患侧肩背部有沉重感，上肢无力，手指发麻，肢体皮肤感觉减退，手握物无力，有时不自觉地握物落地。

全身症状：下肢麻木无力，行走不稳，如踩踏棉花的感觉，最严重者甚至出现大、小便失控，性功能障碍，甚至四肢瘫痪。有的伴有头晕，有房屋旋转感，重者恶心呕吐，卧床不起，少数可有眩晕、猝倒。

治疗原则

治疗颈椎病可从疏通颈椎部的经络、促进血液运行着手，为防治疼痛、麻木、颈部有结节等症状，常用活血化瘀的方法。此外，感受风寒湿邪也会诱发和加重颈椎的不适症状，对于这类颈椎病患者，治疗应以祛风湿、止痹痛为主。此外，在饮食中应注意补充钙质，可改善颈椎骨质，增强抵抗力。

颈椎病调理药膳

山药鳝鱼汤

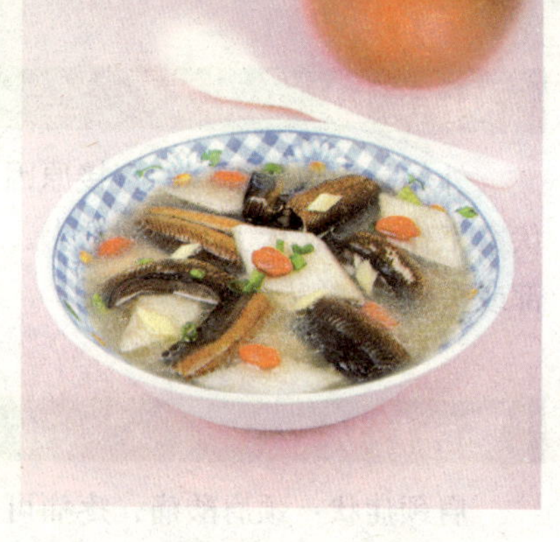

原料：鳝鱼2条，山药25克，枸杞5克，补骨脂10克，盐5克，葱段、姜片各2克。

做法：

1. 将鳝鱼处理干净，切段，汆水。

2. 山药去皮，洗净，切片；补骨脂、枸杞洗净，备用。

3. 净锅上火，调入盐、葱段、姜片，下入鳝鱼、山药、补骨脂、枸杞，煲至熟即可。

功效：本品具有补肾壮骨的功效，适合颈椎病患者、腰膝酸痛患者食用。

川芎桂枝茶

原料：川芎、丝瓜络各10克，桂枝8克，冰糖适量。

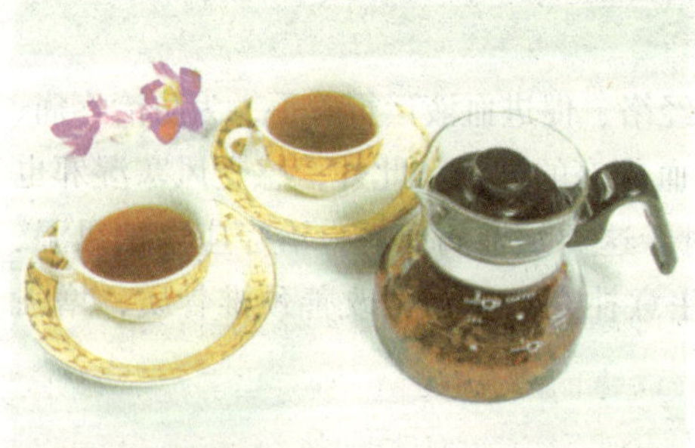

做法：

1. 将川芎、桂枝、丝瓜络洗净，一起放入锅中。

2. 往锅里加入适量水，煲20分钟，加入冰糖煮至溶化即可。

功效：本品有行气活血的功效，适合肩颈部气血运行不畅的颈椎病患者饮用。

湿疹

湿疹是由多种内、外因素引起的浅层真皮及表皮炎症。其临床表现具有对称性、渗出性、瘙痒性和复发性等特点。本病易发于每年10月至次年5月。

发病原因

外在因素包括日光、干燥、搔抓、摩擦、化妆品、肥皂、人造纤维等。内在因素包括胃肠功能障碍、精神紧张等。

临床症状

急性湿疹：发病迅速，皮肤灼热红肿，或见大片红斑、丘疹、水疱，渗水多，甚至有大片渗液及糜烂，瘙痒剧烈，如继发感染，可出现脓包或浓痂。

亚急性湿疹：急性湿疹炎症减轻后，皮损以丘疹、结痂和鳞屑为主，可见少量丘疱疹，轻度糜烂，仍会有剧烈瘙痒。

慢性湿疹：常因急性、亚急性湿疹反复发作不愈发展而来，其表现为患处皮肤浸润肥厚，呈暗红色或伴色素沉着，皮损和鳞屑混合而成鳞屑痂，长期摩擦搔抓能引起显著的苔藓样化。

治疗原则

引起湿疹的一个内在因素是患者本身就是过敏体质，当患者接触到某些物质时，就会发生过敏反应，引发湿疹。因此，增强机体的抗过敏能力可有效防治湿疹。湿疹患者常因剧烈瘙痒而痛苦不堪，所以当务之急是止住瘙痒。此外，湿疹多因湿热引起，因此治疗时还应清热、利湿。另外，摄入足够的维生素和矿物质对治疗此病也有积极作用。

湿疹调理药膳

枳实薏米冬瓜粥

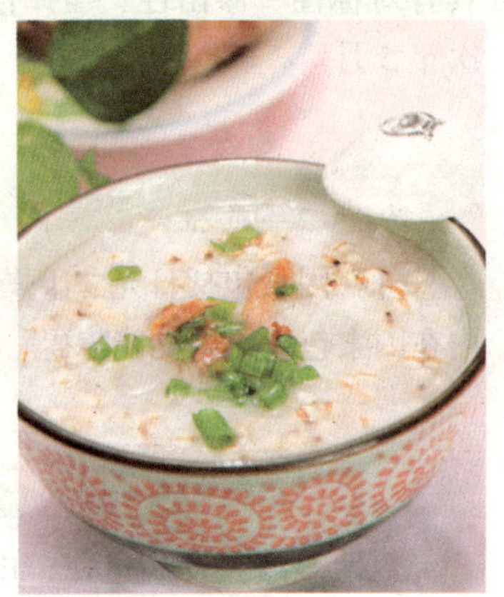

原料：薏米、枳实各50克，猪瘦肉、冬瓜各适量，盐2克，绍酒5毫升，葱8克。

做法：

1. 薏米泡发洗净；枳实洗净；冬瓜去皮，洗净，切丁；猪瘦肉洗净，切丝；葱洗净，切花。
2. 锅置火上，加水、薏米，煮至薏米熟软。
3. 加入冬瓜、猪肉丝、枳实煮熟，调入盐、绍酒，撒上葱花即可。

功效：此粥可消炎杀菌，适合湿热型湿疹、荨麻疹患者食用。

菊花土茯苓汤

原料：野菊花、土茯苓各30克，冰糖10克。

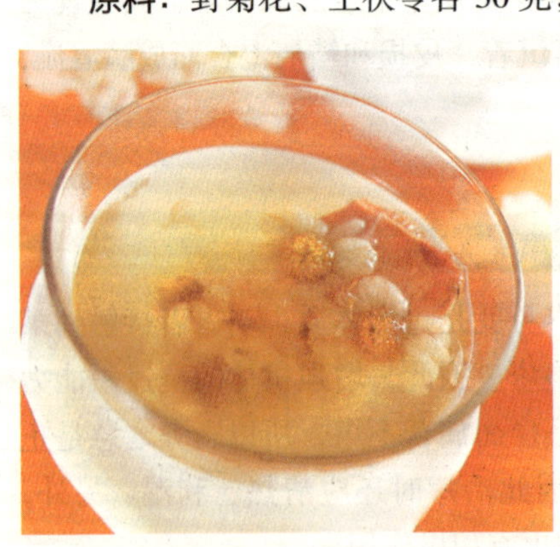

做法：

1. 将野菊花去杂洗净；土茯苓洗净，切成薄片备用。
2. 砂锅内加适量水，放入土茯苓片，大火烧沸后改用小火煮15分钟。
3. 加入冰糖、野菊花，煮3分钟，去渣即成。

功效：本品具有利湿止痒的功效，对皮肤瘙痒等症均有疗效。

脱发

正常脱落的头发都是处于退行期及休止期的毛发，由于进入退行期与新进入生长期的毛发不断处于动态平衡，所以发量通常无明显变化。

发病原因

病毒、细菌、高热会使毛囊细胞受到损伤，空气中的污染物也会堵塞毛囊，有害化学物质对头皮组织中毛囊细胞的损害以及营养不良等均可引起脱发。

临床症状

脂溢性脱发：患者头发油腻，如同擦了油一样。亦有焦枯发蓬，缺乏光泽，有淡黄色鳞屑固着难脱，或灰白色鳞屑飞扬，自觉瘙痒。主要发生在前头与头顶部，前额的发际与鬓角往上移，前头与顶部的头发稀疏、变黄、变软，终使额顶部一片光秃或仅有些许茸毛。

斑秃：常骤然发生，脱发呈局限性斑片状，其病变处头皮正常，无炎症及自觉症状。严重者可在几天或几个月内头发全部脱落而成全秃，可累及眉毛、胡须、腋毛、阴毛等，极少数严重者全身毳毛亦可脱光。

治疗原则

人体的毛发也有生命周期，年老或其他原因导致毛发衰老时就会引起脱发。因此，如果能抵抗毛发衰老，促进毛发生长，就可缓解脱发症状。中医认为“肾华在发”，肾功能亏虚、内分泌失调也容易导致脱发现象。对于这种情况，治疗应以补充肾气、调节内分泌为主。此外，贫血严重、过度劳累、熬夜者也易引起脱发，应多补铁、补锌，并常食碱性食物。

脱发调理药膳

菟丝子烩鳝鱼

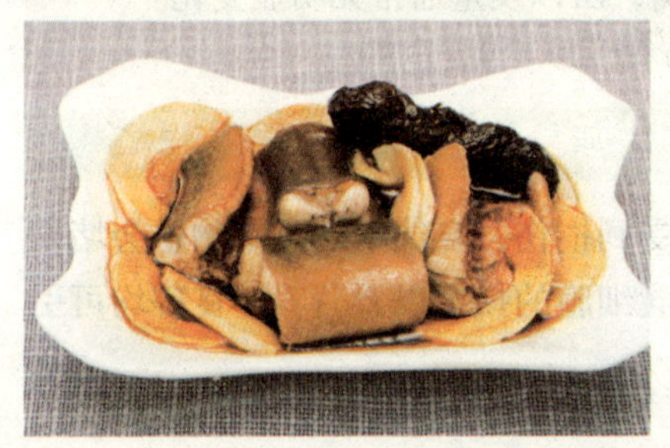

原料：净鳝鱼250克，净笋50克，菟丝子、干地黄各12克，酱油、味精、盐、淀粉、香油、食用油、蛋清各适量。

做法：

1. 将菟丝子、干地黄洗净，煎2次，过滤取汁；净笋洗净，备用。

2. 鳝鱼切片放入碗内，加水、淀粉、蛋清、酱油、少许盐腌好。

3. 炒锅入油烧热，下入鳝鱼、净笋、药汁，待鳝鱼片泛起，调入盐、味精、香油即可。

功效：本品滋补肝肾、散寒祛湿，适用于肝肾亏虚引起的脱发症。

枸杞黄精炖白鸽

原料：白鸽1只，枸杞20克，黄精15克，杜仲10克，盐、料酒、味精各适量。

做法：

1. 将白鸽去毛及内脏，洗净，剁成小块；枸杞、黄精、杜仲泡发，洗净。

2. 锅中注水烧沸，放鸽块汆去血水。

3. 鸽块放入注水锅中，加入黄精、枸杞、杜仲、料酒、盐、味精，煮至熟即可。

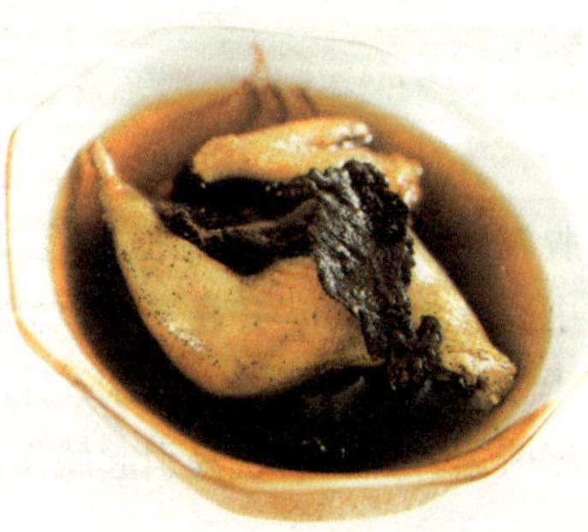

功效：本品具有益气填精的功效，适用于肝肾不足引起的脱发症状。

第九章

调理泌尿系统疾病的药膳

●泌尿系统包括肾脏、输尿管、膀胱和尿道等器官，其主要功能是将人体在代谢过程中产生的废物和毒素通过尿液排出体外，保持机体内环境的相对稳定，使新陈代谢能够正常地进行。

●常见的泌尿生殖系统疾病有前列腺炎、慢性肾小球肾炎、肾结石、尿路感染、阳痿、早泄、遗精、膀胱癌等。常见的泌尿生殖系统不适症状有少尿、尿痛、尿血、蛋白尿、腰骶部或小腹部疼痛、水肿、性功能障碍等。

●常用于辅助治疗泌尿系统疾病的食物有鲫鱼、竹笋、荸荠、海带、冬瓜、猪腰、薏米、香菇、西瓜、赤小豆等。

●常用于治疗泌尿系统疾病的中药材有白茅根、玉米须、茯苓、金钱草、海金沙、泽泻、车前子、海马、巴戟天、淫羊藿、鹿茸等。

前列腺炎

前列腺炎是指前列腺特异性和非特异性感染所致的急慢性炎症，以及其所引起的全身或局部的某些症状。前列腺炎可发生于各个年龄段的成年男性中。

发病原因

引起前列腺炎的原因包括：前列腺结石或前列腺增生等疾病，经常性酗酒，不注意时受凉，邻近器官炎性病变，支原体、衣原体、脲原体等非细菌性感染。

临床症状

骨盆区域疼痛：疼痛见于会阴、阴茎、肛周部、尿道、耻骨部或腰骶部等部位。

排尿异常：尿急、尿频、尿痛和夜尿增多等，可伴有血尿或尿道脓性分泌物。

其他症状：急性感染期伴有寒战、高热、乏力等全身症状。慢性前列腺炎患者由于慢性疼痛久治不愈，患者生活质量下降，并可能有性功能障碍、焦虑、抑郁、失眠、记忆力下降等症状。

治疗原则

锌在前列腺和血液中的含量，与前列腺的抗菌、杀菌能力有着直接的关系。当锌含量减少时，前列腺自行杀菌的能力就会下降，容易感染，引发炎症。因此，适当补锌可有效预防和改善本病。前列腺炎多因感染引起，因此消炎杀菌、促进排尿可有效治疗此病。此外，前列腺分泌激素主要依靠脂肪酸，脂肪酸缺乏就会导致前列腺功能障碍。因此，补充脂肪酸可恢复前列腺功能，改善尿频、尿急等症状。

前列腺炎调理药膳

竹叶茅根饮

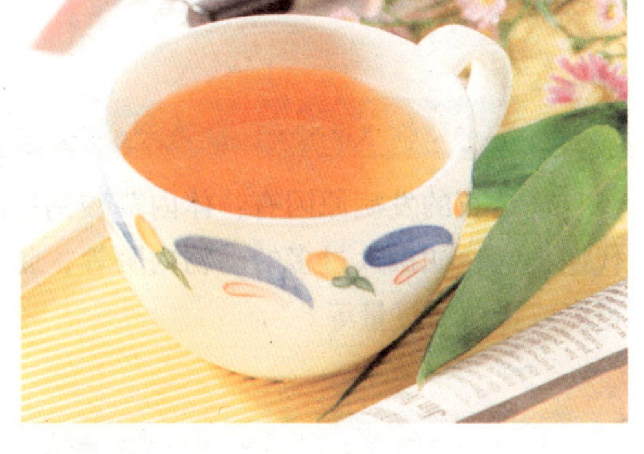

原料：鲜竹叶、白茅根各15克。

做法：

1. 鲜竹叶、白茅根洗净。
2. 将鲜竹叶、白茅根放入锅中，加水750毫升，煮开后改小火煮20分钟。
3. 滤渣取汁饮。

功效：本品具有清热利尿的功效，可用于小便涩痛、排出不畅的食疗。

茯苓西瓜汤

原料：西瓜、冬瓜各500克，茯苓15克，蜜枣5枚，盐适量。

做法：

1. 将冬瓜、西瓜洗净，切成块；蜜枣洗净。

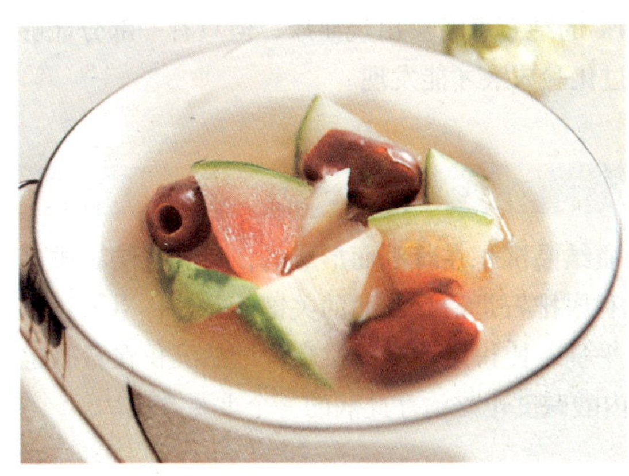

2. 茯苓洗净，备用。
3. 将清水加入锅内，煮沸后加入冬瓜、西瓜、茯苓、蜜枣，大火煲开后，改用小火煲3小时，最后加入盐调味即可。

功效：本品具有补肾强腰的功效，适合慢性前列腺炎患者食用。

肾结石

肾结石是指发生于肾盏、肾盂以及输尿管连接部的结石病。在泌尿系统的各个器官中，肾脏通常是结石易形成的部位。肾结石是泌尿系统的常见疾病之一。

发病原因

肾结石的发病原因有：体内草酸钙过高，如摄入过多的茶叶等；嘌呤代谢失常，如摄入过多的动物内脏等；脂肪摄取太多，如嗜食肥肉；糖分增高或蛋白质过量等。

临床症状

无症状型：不少患者没有任何症状，只在体检时偶然发现肾结石。

腰部绞痛：肾绞痛是肾结石的典型症状，疼痛剧烈，呈“刀割样”，患者坐卧不宁，非常痛苦，通常在运动后或夜间突然发生。同时可出现下腹部及大腿内侧疼痛，伴恶心呕吐、面色苍白等。也有很多患者表现为腰部隐痛、胀痛。

血尿：排尿不畅，约 80% 的结石患者会出现血尿，但只有一部分能够肉眼发现血尿，大部分需通过化验尿液才能发现。

治疗原则

肾结石是尿液中的矿物质结晶沉积在肾脏而形成的，只有把结石排出体外才能缓解此症。因此，利尿排石是治疗此病的关键。此外，摄入过多的酸性食物导致体内酸碱不平衡，使得尿酸浓度过高，结晶沉积在肾脏也会导致此病。因此，平衡体内酸碱度也是治疗此病的一个重要方法。

肾结石调理药膳

荸荠茅根茶

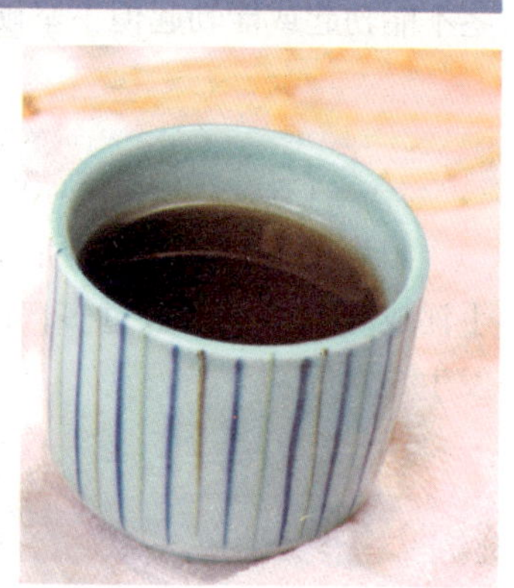

原料： 鲜荸荠、鲜茅根各100克，白糖少许。

做法：

1. 鲜荸荠、鲜茅根洗净切碎。

2. 鲜荸荠、鲜茅根入沸水煮20分钟左右，去渣。

3. 加白糖调味即可饮服。

功效： 本品具有利尿通淋的作用，可用于尿道刺痛等症的辅助治疗。

鲜车前草猪肚汤

原料： 鲜车前草30克，猪肚130克，薏米、赤小豆各20克，蜜枣1枚，盐、淀粉各适量。

做法：

1. 鲜车前草、薏米、赤小豆洗净；猪肚翻转，用淀粉、少许盐反复搓擦，用清水冲净。

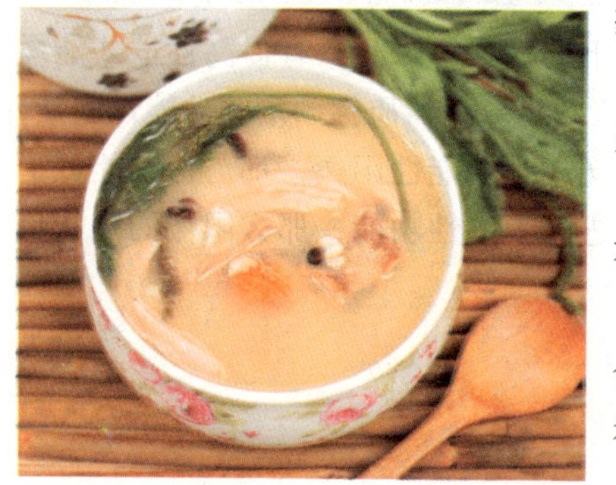

2. 锅中注水烧沸，加入猪肚氽至收缩，捞出切片。

3. 将砂煲内注水，煮滚后加所有食材，煲2小时，加盐调味即可。

功效： 本品可健脾益气，适合慢性肾炎、肾结石等疾病的患者食用。

阳痿

阳痿是指男性阴茎勃起功能障碍，表现为男性在有性欲的情况下，阴茎不能勃起或能勃起但不坚硬，不能进行性交活动。

发病原因

阳痿的发病原因包括：精神方面的因素，因某些原因产生紧张心情；手淫成习或性交次数过多，使勃起中枢经常处于紧张状态；阴茎勃起中枢发生异常等。

临床症状

主要症状：阴茎不能完全勃起或勃起不坚，不能顺利完成正常的性生活。阳痿虽然频繁发生，但于清晨或自慰时阴茎可以勃起并可维持一段时间。

伴随症状：部分患者常有神疲乏力、腰膝酸软、自汗盗汗、性欲低下、畏寒肢冷等身体虚弱现象。

治疗原则

部分阳痿患者往往伴有性欲低下的症状，因此只有提高性欲才能缓解此病。其次，阳痿的病因很多，大致可分为器质性阳痿和功能性阳痿，往往难以区分，但不管是器质性阳痿还是功能性阳痿，都与性功能低下有很大的关系。因此，如果能够促进患者的性功能，那么阳痿的症状也就不难缓解了。

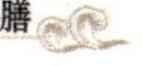

阳痿调理药膳

红枣鹿茸羊肉汤

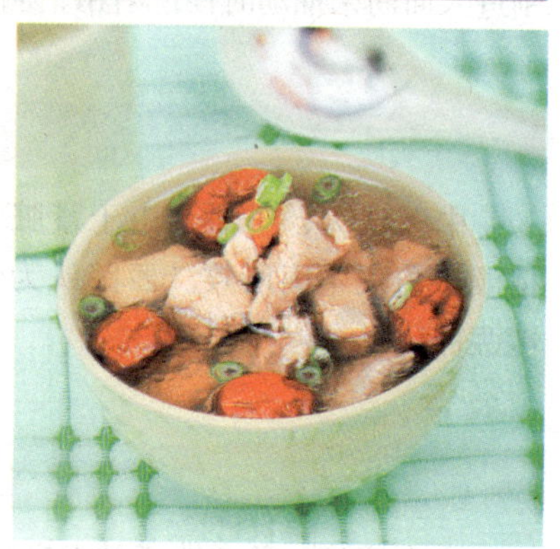

原料：羊肉 300 克，鹿茸 5 克，红枣 5 枚，盐 6 克。

做法：

1. 将羊肉洗净，切块。

2. 鹿茸、红枣洗净备用。

3. 净锅上火，倒入水，调入盐，下入羊肉、鹿茸、红枣，煲至熟即可。

功效：本品具有补肾壮阳的功效，适合肾阳虚型阳痿、遗精等患者食用。

虫草海马炖鲜鲍

原料：新鲜大鲍鱼 1 只，海马 4 只，光鸡 500 克，猪瘦肉 200 克，金华火腿 30 克，冬虫夏草 10 克，生姜 2 片，花雕酒、味精、盐、鸡粉、浓缩鸡汁各适量。

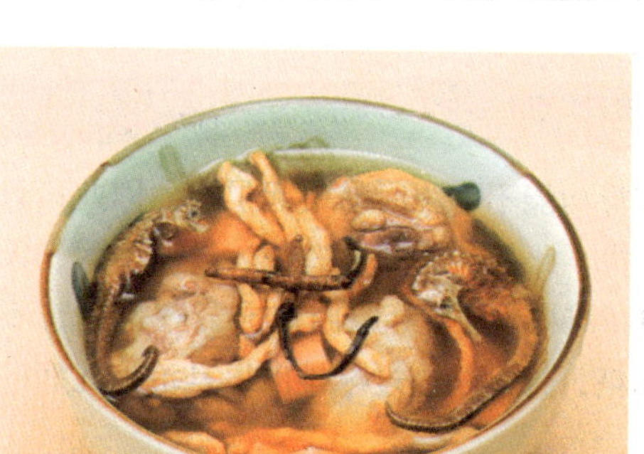

做法：

1. 海马、鲍鱼、光鸡洗净，鸡剁块；瘦肉、火腿均洗净切粒；冬虫夏草洗净。

2. 所有材料一起放入锅中隔水炖 4 小时。

功效：本品具有滋阴补肾的功效，适合阳事不举、痿软不用的患者食用。

早泄

早泄是指男子在阴茎勃起之后，未进入阴道之前，或正当纳入以及刚刚进入而尚未抽动时便已射精，阴茎也随之疲软并进入不应期的症状。

发病原因

中医认为，早泄是由于肾脏的封藏功能失调，肾中阳气不足以固摄精液，精关不固所致。西医认为，引发早泄的病因可分为器质性和心理性两种。

临床症状

主要症状：患者性交时未接触或刚接触到女方外阴，抑或插入阴道时间短暂，尚未达到性高潮便射精，随后阴茎疲软，双方达不到性满足即泄精而萎软。

伴随症状：常伴有精神抑郁、焦虑或头晕、神疲乏力以及记忆力减退等全身症状。

治疗原则

男性一般在身体比较虚弱，或肾功能不够强时易引起早泄。因此，只有增强肾功能，才能摆脱早泄的困扰。此外，病理性遗精、早泄多因先天不足、大量吸烟、饮酒无度、食甘厚味、肥胖等原因造成肾气虚弱，不能固摄精液而造成。因此，补肾涩精，抑制精液过早排出也是治疗此病的关键。

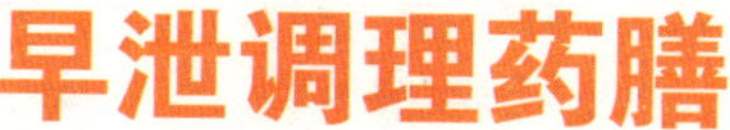

早泄调理药膳

海螵蛸鱿鱼汤

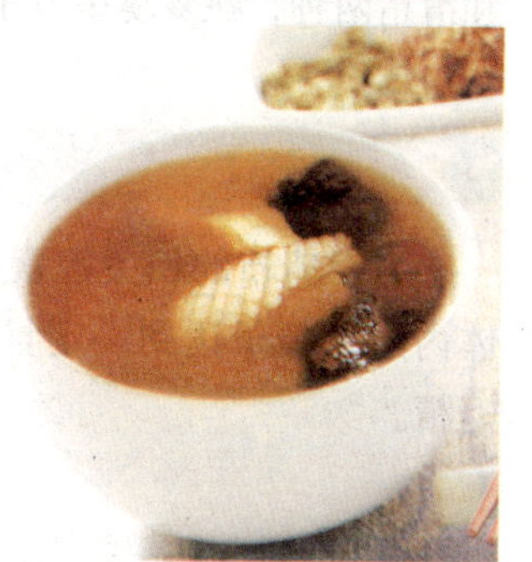

原料： 鱿鱼 100 克，补骨脂 30 克，桑螵蛸、红枣各 10 克，海螵蛸 50 克，盐、味精、葱花、姜片各适量。

做法：

1. 将鱿鱼泡发，洗净切丝；海螵蛸、桑螵蛸、补骨脂、红枣洗净。

2. 将海螵蛸、桑螵蛸、补骨脂水煎成汁后去渣。

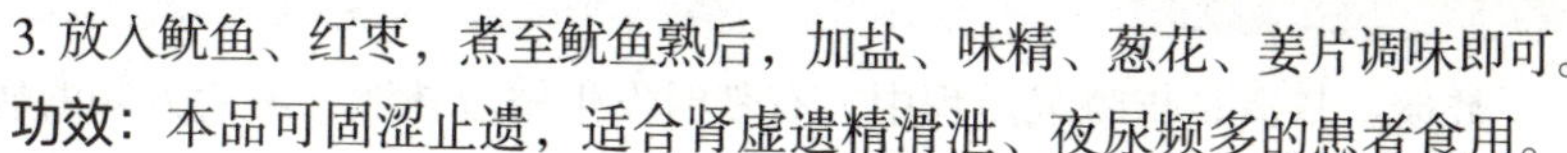

3. 放入鱿鱼、红枣，煮至鱿鱼熟后，加盐、味精、葱花、姜片调味即可。

功效： 本品可固涩止遗，适合肾虚遗精滑泄、夜尿频多的患者食用。

豆蔻山药炖乌鸡

原料： 乌鸡 500 克，肉豆蔻、山茱萸、山药各 10 克，葱白、生姜、盐、味精各适量。

做法：

1. 乌鸡洗净，除去内脏，斩块；肉豆蔻、山茱萸、山药、葱白分别洗净，备用。

2. 将肉豆蔻、山茱萸、山药、葱白、生姜、乌鸡放入砂锅内，加清水炖熟烂。

3. 加适量盐、味精即可。

功效： 本品可温补肾阳、固精止泄，适合肾阳亏虚型的早泄患者食用。

遗精

在非性交的情况下精液自泄，称为遗精，又名遗泄、失精。分为梦遗和滑精两种，在梦境中发生的遗精，称梦遗；无梦而自遗者，称为滑精。

发病原因

引发遗精的相关因素有：外生殖器以及附属性腺的炎症刺激。此外，体内贮存精子达到一定量时，即便没有以上的引发因素，也有可能发生遗精。

临床症状

梦遗：梦遗是指睡眠过程中，有梦时发生精液外泄，醒后方知的病症。通常一夜 2~3 次或每周 2 次以上。

滑精：滑精又称“滑泄”，指夜间无梦而遗或清醒时精液自动滑出的病症。通常一夜 2~3 次或每周 2 次以上。

全身症状：患者常有神疲乏力、精神萎靡、困倦、腰膝酸软、失眠多梦或记忆力衰退等症状。

治疗原则

遗精可由多种原因引起，多见于中老年人或身体先天不足者。不管何种原因，遗精过度频繁必然会给身体带来一定损害。因此，抑制精液排出是治疗此病的首要任务。其次，性活动中枢神经长时间受到刺激也会导致遗精。因此，抑制神经中枢过度兴奋，改善睡眠，可以有效防止遗精。

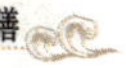

遗精调理药膳

甲鱼芡实汤

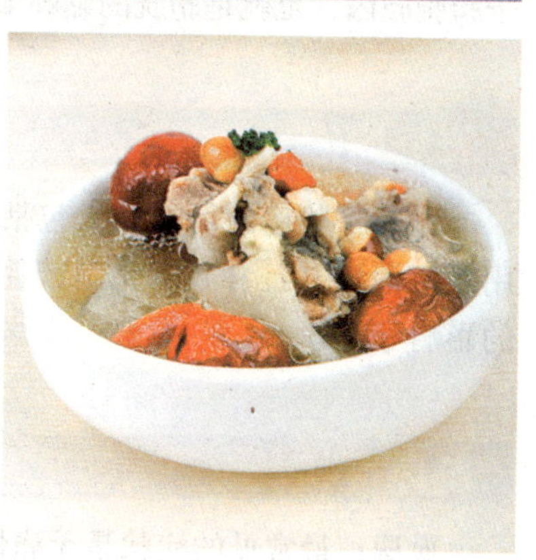

原料：甲鱼300克，芡实10克，枸杞5克，红枣4枚，盐、姜片各适量。

做法：

1. 将甲鱼处理干净，斩块，汆水。
2. 芡实、枸杞、红枣洗净备用。
3. 净锅上火倒入水，调入盐、姜片，下入甲鱼、芡实、枸杞、红枣煲至熟即可。

功效：本品具有补肾固精的功效，可改善肾虚遗精、腰膝酸软等症状。

五子下水汤

原料：鸡内脏（鸡心、鸡肝、鸡胗）1份，茺蔚子、蒺藜子、覆盆子、车前子、菟丝子各10克，姜、葱、盐各适量。

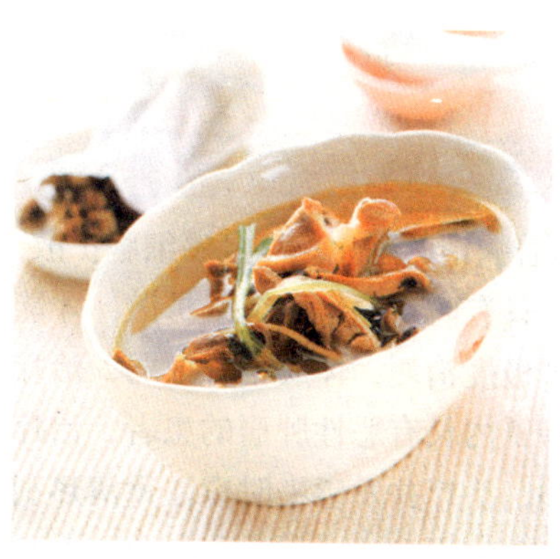

做法：

1. 鸡内脏洗净切片；姜、葱均洗净切丝；所有药材洗净，装袋内扎紧。
2. 锅中加水煮开，放入棉布袋煮20分钟。
3. 捞出棉布袋，放入鸡内脏、姜丝、葱丝，大火煮熟，加盐调味即可。

功效：本品具有益肾固精、提升性欲的功效，适合肾虚阳痿等症的食疗。

膀胱癌

膀胱癌是指发生在膀胱内的细胞恶性过度生长。最常见的过度生长位于膀胱腔内，也就是膀胱的黏膜上皮。

发病原因

引发膀胱癌的可能因素包括：遗传因素，经常接触芳香胺物质，饮用经氯消毒并且含有氯化副产物的自来水，经常饮用咖啡，或尿道疾病的影响等。

临床症状

血尿：最常见的症状是无痛性肉眼血尿（占80%以上），其中17%的患者血尿严重，少数患者开始仅有镜下血尿。血尿多为全程，间歇性发作，也可表现为初始血尿或终末血尿，部分患者可排出血块或腐肉样组织。

膀胱刺激征：约10%的患者会出现尿频、尿急、尿痛等症状。

排尿不畅：膀胱肿瘤较大、膀胱颈部位的肿瘤及血块堵塞均可引起排尿不畅甚至尿潴留。肿瘤浸润输尿管口时，可引起上尿路梗阻，出现腰痛、肾积水和肾功能损害。

治疗原则

对于癌症患者而言，癌细胞扩散预示着病情的恶化。一旦癌细胞扩散，那就表明病情已不可逆转。在此情况下，只有防止癌细胞继续扩散，才能有效控制病情。膀胱癌晚期患者大多身体极度消瘦，体质十分虚弱，治疗时宜以增强体质，促进排尿功能为主。膀胱内长有恶性肿瘤的患者，治疗时应以破血化瘀、抗膀胱肿瘤为主。此外，治疗并发感染时应注重清热利尿、消炎杀菌。

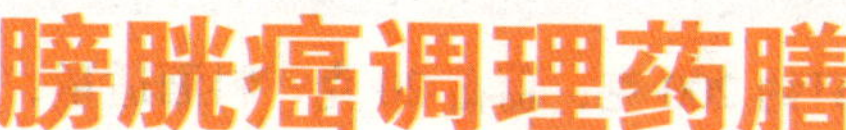

膀胱癌调理药膳

黄芪鲫鱼汤

原料： 黄芪15克，鲫鱼1条（约重300克），猪瘦肉200克，生姜片、葱花、料酒、盐、胡椒粉、醋、味精各适量。

做法：

1. 将鲫鱼去鳃、鳞，剖去内脏洗净；猪瘦肉洗净切块；黄芪切段。
2. 锅中加水烧开，下入黄芪、猪瘦肉、鲫鱼、生姜片煮熟。
3. 待熟后，放入葱花、料酒、盐、味精、胡椒粉、醋调味即可。

功效： 本品可补气健胃、化气行水，适合患膀胱癌等疾病的体虚患者食用。

佛手胡萝卜荸荠汤

原料： 胡萝卜100克，佛手瓜75克，荸荠35克，盐、姜末、香油、食用油、胡椒粉各适量。

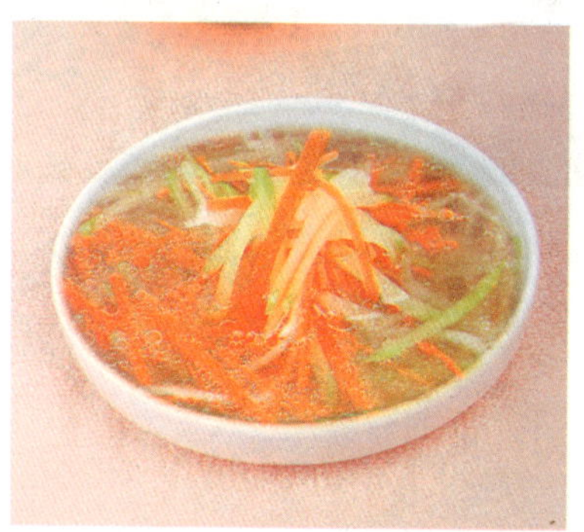

做法：

1. 将胡萝卜、佛手瓜、荸荠洗净，均切丝备用。
2. 净锅上火，倒入食用油，将姜末爆香，下入胡萝卜、佛手瓜、荸荠煸炒，调入盐、胡椒粉烧开，淋入香油即可。

功效： 本品具有理气活血、清热利湿的功效，适合膀胱癌患者食用。

鸡肉炖萹蓄

原料：仔鸡1只约200克，萹蓄20克，料酒适量，盐5克。

做法：

1. 鸡宰杀，去毛及肠杂，洗净，切块。

2. 萹蓄洗净，滤干，放入纱布袋内，扎紧袋口，与鸡肉一同放入砂锅内。

3. 加入料酒和适量清水，先用大火煮沸，再用小火慢炖，以鸡肉熟烂为度，最后加盐调味即可。

功效：本品具有利尿消肿、通淋清热的功效，适合膀胱癌患者食用。

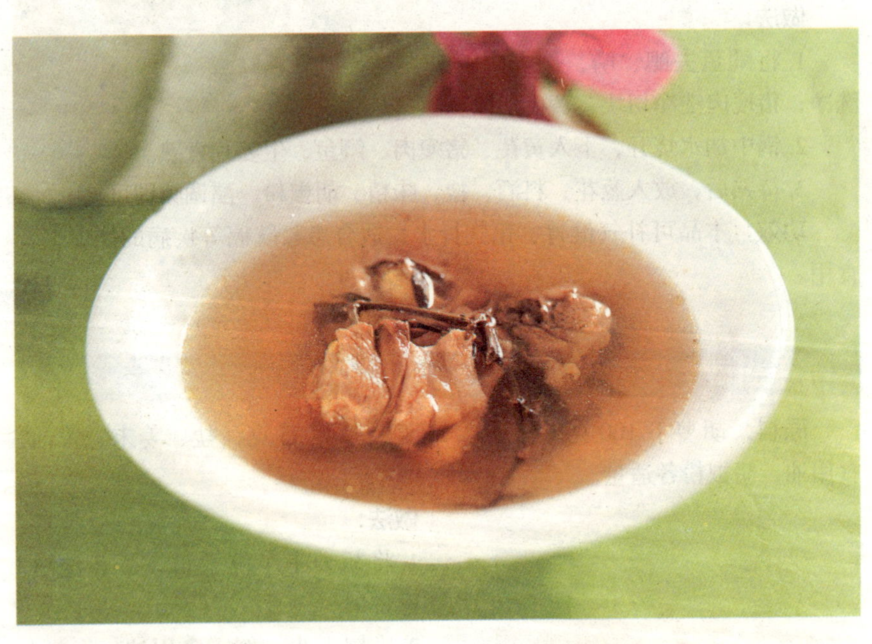

第十章

调理妇科疾病的药膳

●妇科疾病主要是指女性生殖系统疾病。女性生殖系统包括内、外生殖器及其相关组织，其中内生殖器包括阴道、子宫、输卵管及卵巢，外生殖器包括阴阜、阴唇、阴蒂、阴道前庭等。乳房也是女性的一个很重要的生殖器官。女性生殖系统的主要功能是分泌性激素、产生卵子并与精子相结合从而孕育后代。

●常见的妇科不适症状有小腹痛、痛经、月经不规律、乳房胀痛、白带异常、阴道出血、腰部酸痛等。

●常用于辅助治疗妇科疾病的食材有乌鸡、老鸭、苦瓜、绿豆、猪蹄、鲫鱼、牛奶、黄花菜、木耳、莲藕等。

●常用于治疗妇科疾病的中药材有益母草、艾叶、当归、川芎、红花、黄檗等。妊娠妇女常用的药材有：苏叶、砂仁、苏梗、桑寄生、杜仲、阿胶等。

月经不调

月经不调，也称月经失调，表现为月经周期或出血量的异常，或月经前、经期时的腹痛及全身症状。包括痛经、月经提前、经期延长、经间期出血等。

发病原因

引起月经不调的原因通常有长期的精神压抑、生闷气或遭受重大精神刺激；经期受寒冷刺激，使盆腔内的血管过分收缩；节食过度，机体能量摄入不足等。

临床症状

痛经：在经期及其前后，出现小腹或腰部疼痛，甚至痛及腰骶。每随月经周期而发，严重者可伴恶心呕吐、冷汗淋漓、手足厥冷，甚至出现昏厥等现象。

月经提前：月经周期突然缩短，短于 21 天，且连续出现 2 个周期以上。

月经推迟：月经推后 7 天以上，甚至 40 ~ 50 天一行，并连续出现 2 个月经周期以上。

经期延长：月经周期与经量均正常，但经期超过 7 天以上，甚至 2 周月经才干净。

治疗原则

月经不调包括痛经、月经过多、月经先后不定期等诸多类型。对于痛经患者的治疗应以松弛子宫平滑肌为主，可适当缓解疼痛症状；对于月经过多者，治疗应以调经止血为主；对于月经期小腹冰凉、腰膝冷痛者，治疗应以温经散寒为主；对于月经颜色暗、有瘀血者，治疗应以活血化瘀为主。

月经不调调理药膳

益母土鸡汤

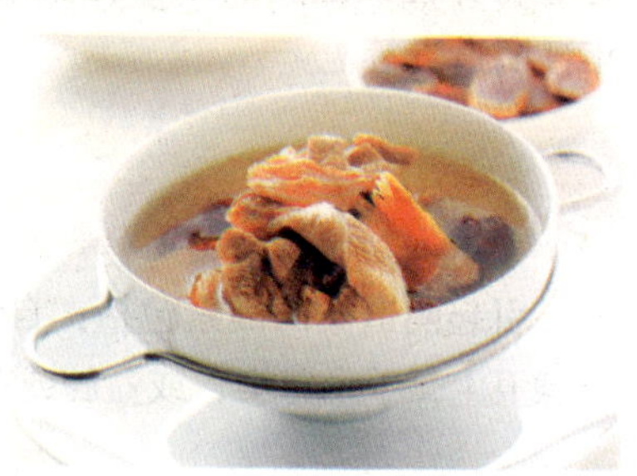

原料：人参片 15 克，鸡腿 1 只，红枣 8 枚，益母草 10 克，盐 5 克。

做法：

1. 将人参片、红枣、益母草均洗净；鸡腿剁块，入沸水汆烫后捞出，洗净。

2. 鸡腿和人参片、红枣、益母草放入锅中，加 1000 毫升水，以大火煮开，转小火续炖 25 分钟。

3. 起锅前加盐调味即成。

功效：此汤可养血调经，适合月经不调、量少，并伴神疲乏力的患者食用。

丹参桃红乌鸡汤

原料：丹参 15 克，红枣 10 枚，红花 2.5 克，桃仁 5 克，乌鸡腿 1 只，盐 8 克。

做法：

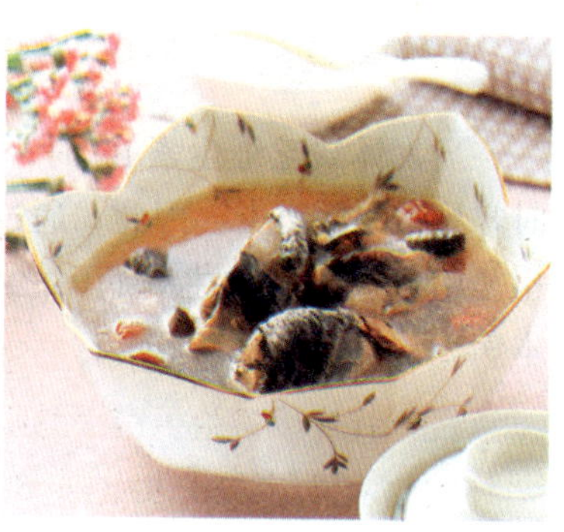

1. 将红花、桃仁装在棉布袋内，扎紧；将乌鸡腿洗净剁块，汆烫后捞出；将红枣、丹参冲净。

2. 将所有材料盛入锅中，加 6 碗水煮沸后，转小火炖约 20 分钟，待鸡肉熟烂，加盐调味即成。

功效：本品可疏肝解郁，对气滞血瘀、且面色晦暗的患者有很好的食疗作用。

阴道炎

阴道炎是发生在阴道黏膜及黏膜下结缔组织的炎症。常见的阴道炎有非特异性阴道炎、细菌性阴道炎、滴虫性阴道炎、霉菌性阴道炎、老年性阴道炎等。

发病原因

引起阴道炎的因素包括：自然防御能力低下，性生活不洁或月经期不注意卫生，手术感染，或盆腔或输卵管邻近器官发生炎症等。

临床症状

非特异性阴道炎：阴道有下坠感、灼热，伴小腹隐痛不适，全身乏力；白带增多，呈脓性、浆液性，有臭味；可引起尿频、尿急、尿痛。

细菌性阴道炎：白带增多稀薄，呈灰白色，泡沫状；阴道黏膜充血，散见出血点；外阴瘙痒并有灼痛感，阴部恶臭。

滴虫性阴道炎：白带增多，呈乳白色或黄色，有时为脓性白带，常呈泡沫状，有臭味，严重者有血性白带，尿痛、尿频、血尿等症状。

治疗原则

当人体缺乏维生素 B2 时，阴道黏膜容易变薄、阴道壁易受损伤，此时容易诱发阴道炎。因此，通过抗黏膜病变可防治此病。此外，阴道滴虫也是引起阴道炎的主要病因之一，只要能够杀灭阴道滴虫，也可以防治本病。

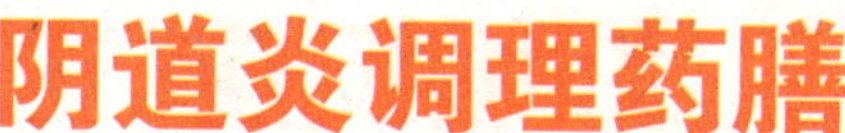

阴道炎调理药膳

半枝莲蛇舌草茶

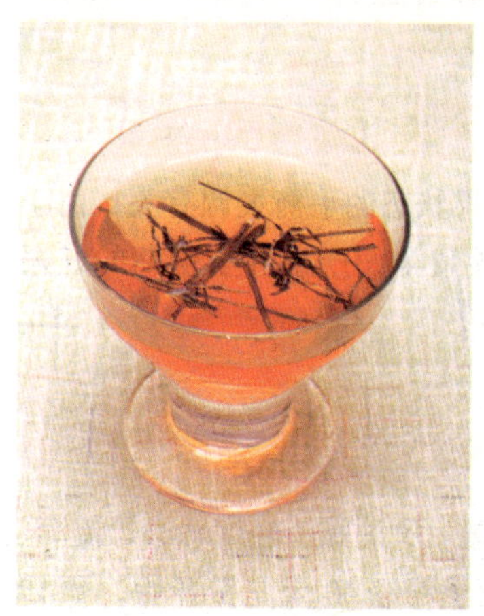

原料： 半枝莲、白花蛇舌草各50克，桑葚15克，冰糖少许。

做法：

1. 半枝莲洗净，切段。

2. 红薯去皮，洗净，切块。

3. 锅中放入花生油、姜片、红薯爆炒5分钟，加入1000毫升水，煮沸后加入半枝莲，煲20分钟后加盐调味即可。

功效： 本品可消炎杀菌，适合慢性阴道炎患者，多饮可对病情有食疗的效果。

马齿苋瘦肉汤

原料： 猪瘦肉200克，马齿苋100克，绿豆50克，盐、鸡精各5克。

做法：

1. 猪瘦肉洗净，切块，入沸水汆烫；马齿苋洗净，切段；绿豆洗净，用水浸泡。

2. 将猪瘦肉、马齿苋、绿豆放入锅中，加入适量清水慢炖1小时。

3. 调入盐和鸡精即可。

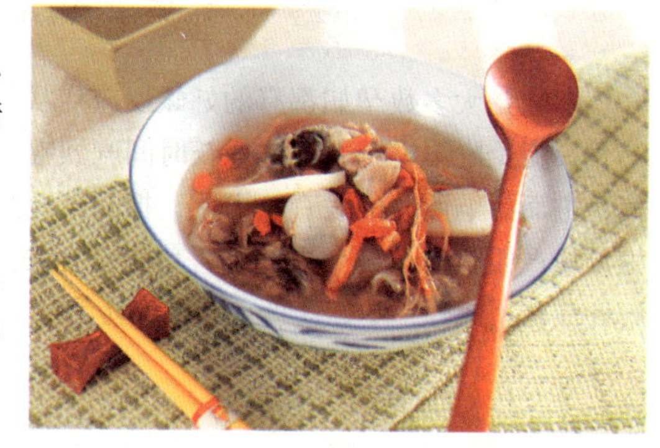

功效： 本品可止痒止带，对白带异味等阴道炎症的患者有一定的食疗作用。

妊娠反应

妊娠反应是指孕妇在早孕期间经常食欲不振。一般于停经 40 天左右开始，孕 12 周以内反应消退，少数孕妇会出现频繁呕吐。

发病原因

妊娠反应主要与体内激素作用机制和精神状态的平衡失调有关，由于雌性激素及体内绒毛膜促性腺激素增多，导致孕妇产生怀孕初期的妊娠反应。

临床症状

轻症：早孕期间经常出现择食、食欲不振、厌油腻、轻度恶心、流涎、呕吐、头晕、倦怠乏力、嗜睡等症状。一般于停经 40 天左右开始，孕 12 周以内反应消退。对生活、工作影响不大，可不做特殊处理。

重症：孕妇出现频繁呕吐，不能进食，导致营养不足、体重下降、极度疲乏、脱水、口唇干裂、皮肤干燥、眼球凹陷、酸碱平衡失调等，甚至出现水、电解质代谢紊乱严重、肝肾功能衰竭等危及生命的病症。

治疗原则

呕吐是大多数孕妇都有的妊娠反应症状，但有少数孕妇妊娠反应特别严重，无论吃不吃都吐。这样长时间剧烈呕吐必然会引起孕妇机体生理失衡，进而影响胎儿的发育。因此，抑制呕吐是治疗本病的关键。其次，妊娠反应严重也与孕妇个人的脾胃功能差有关。因此，增强脾胃功能也能缓解此症状。此外，孕妇饮食宜选择容易消化、吸收的食物。

妊娠反应调理药膳

苏叶砂仁鲫鱼汤

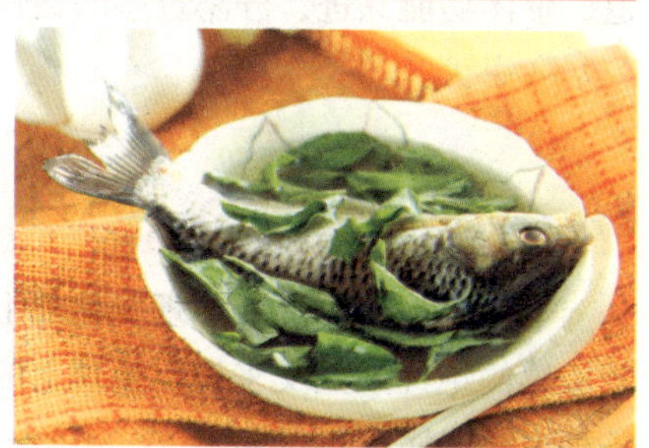

原料： 紫苏叶、砂仁各10克，枸杞叶100克，鲫鱼1条，橘皮、姜片、盐、味精、香油各适量。

做法：

1. 将紫苏叶、枸杞叶均洗净，鲫鱼处理干净。
2. 紫苏叶、枸杞叶、鲫鱼一同放入砂锅，加水，烧开，加入橘皮、姜片和盐，转小火煮熟。
3. 加入砂仁，搅拌化开，加味精，淋上香油即可。

功效： 本品能止呕安胎，适合呕吐较厉害、有厌食等早孕反应的患者食用。

猪肚炒莲子

原料： 猪肚1个，莲子40粒，香油、盐、葱末、姜末、蒜末适量。

做法：

1. 猪肚洗净，刮除残留在猪肚里的余油。
2. 莲子用清水泡发，去除苦心，装入猪肚内，用线将猪肚的口缝合。
3. 将猪肚入沸水中汆烫，清炖至猪肚完全熟烂。

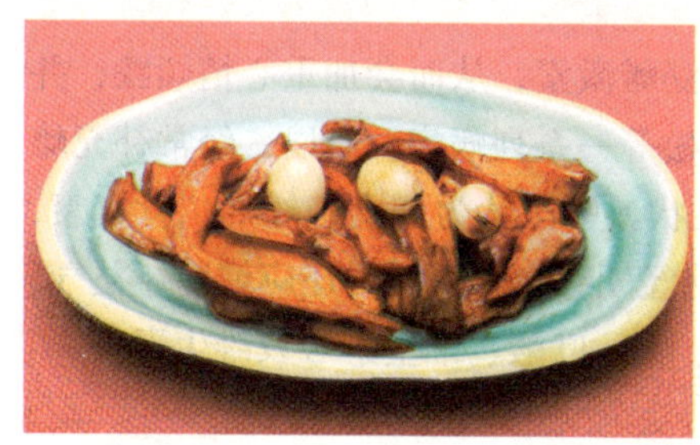

4. 捞出洗净，将猪肚切成丝，与莲子一起装入盘中，加香油、盐、葱末、姜末、蒜末拌匀即可食用。

功效： 本品益气健脾、止呕止泻，适合脾胃气虚型的早孕患者食用。

绝经期综合征

妇女绝经期综合征是指更年期妇女由于雌激素水平下降，卵巢功能减退，垂体功能亢进，分泌过多的促性腺激素，引起自主神经紊乱而导致的一系列症状。

发病原因

本病多因身体上的生理变化加上个人经历和心理负担引起，对心理比较敏感的绝经期妇女来说，生理上的不适更易引起心理的变化，从而引发各种绝经期症状。

临床症状

精神方面：情绪复杂多变、易紧张激动、心情烦躁、易动怒、敏感多疑、倦怠嗜睡、记忆力减退、精神不集中等。

生理方面：月经紊乱，或月经量减少甚至绝经，阴毛及腋毛脱落，阴道干涩、分泌物减少，性欲减退等。

全身其他症状：面部阵阵潮热、手足心热、盗汗、腰膝酸软、心悸失眠、神疲乏力、食欲不振、饮食减少等。

治疗原则

女性绝经后，卵巢萎缩，不再分泌雌激素，从而会加重心情烦躁，并可导致老年痴呆、性欲低下、骨质疏松等一系列病症。所以，经常补充雌激素，可有效缓解绝经期诸多不适症状。中医认为妇女绝经期“肾气衰、天癸竭”，因此滋补肝肾可有效缓解绝经期综合征，同时还应健脾、益气、补血。另外，宜补充优质蛋白质、铁、铜、叶酸、维生素 C 及维生素等。

绝经期综合征调理药膳

山茱萸丹皮炖甲鱼

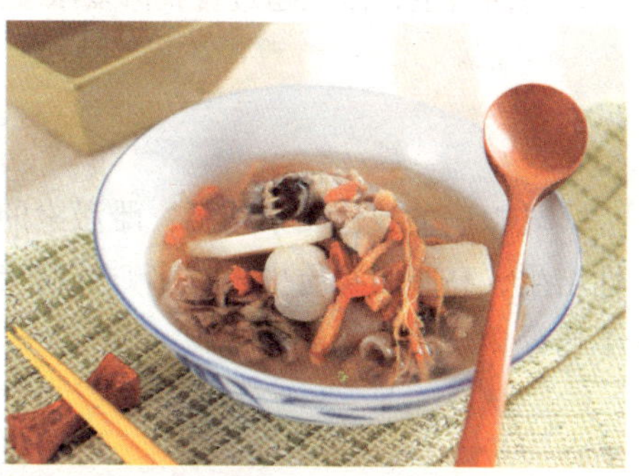

原料：山茱萸50克，牡丹皮20克，甲鱼1只，葱段、姜片、盐、味精各适量。

做法：

1. 甲鱼处理干净，放入砂锅内炖；山茱萸、牡丹皮洗净，放入另一只锅内，加入水，煮20分钟左右。
2. 将煮好的水和药料倒入炖甲鱼的砂锅内，然后再放入葱段、姜片。
3. 用小火炖1小时左右，放入盐、味精调味即可。

功效：此汤滋阴凉血、涩精固脱，适合肝肾阴虚型绝经期妇女食用。

山药黄精炖鸡

原料：黄精30克，山药100克，鸡肉1000克，盐4克。

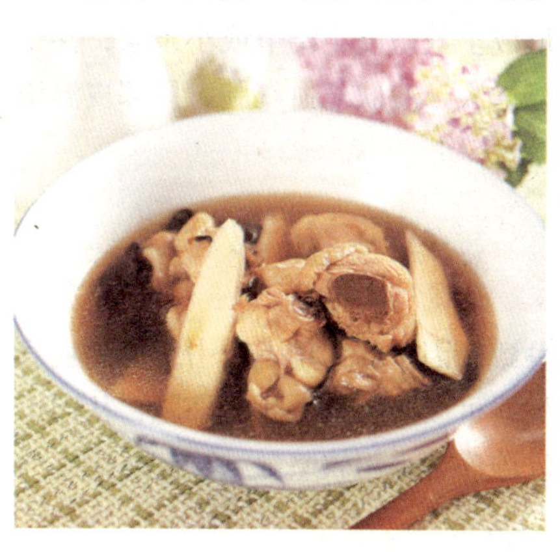

做法：

1. 将鸡肉洗净，切块；黄精、山药洗净。
2. 把鸡肉、黄精、山药一起放入炖盅内。
3. 隔水炖熟，下入盐调味即可。

功效：本品具有健脾补虚的功效，可改善绝经期妇女腰膝酸软等症状。

乳腺癌

乳腺癌是乳腺导管上皮细胞在各种内外致癌因素作用下，细胞失去正常特性而增生，以致超过自我修复限度而发生癌变的疾病。

发病原因

乳腺癌的致病因素包括：雌激素的长期刺激、家族遗传、乳腺非典型性增生、高脂肪物质摄入过多、长期接受水平电离辐射以及长期精神情志不畅等。

临床症状

乳房肿块：乳房肿块是乳腺癌最常见的表现，肿块质地较硬、边缘不清、按之不痛。

乳头改变：乳头溢液多为良性改变，但对50岁以上且有单侧乳头溢液者应警惕发生乳腺癌的可能性；乳头也可能出现凹陷、瘙痒、脱屑、糜烂、溃疡、结痂等湿疹样改变。

乳房皮肤及轮廓改变：可形成酒窝样皮肤水肿，而毛囊处凹陷形成橘皮样；当皮肤广泛受侵时，可在表皮形成多数坚硬小结节或小条索，甚至融合成片。炎性乳腺癌会出现乳房明显增大、皮肤充血红肿、局部皮温增高等症状。

治疗原则

乳腺癌是由于乳房上皮细胞在多种致癌因子的作用下所引发的癌症病变。因此，激活体内的T淋巴细胞活性，可以溶解并杀死癌细胞，从而可以有效防治乳腺癌。此外，中医治疗乳腺癌可采用软坚散结、破血化瘀的治疗方法，来软化癌肿硬结。

乳腺癌调理药膳

佛手萝卜荸荠汤

原料： 胡萝卜100克，佛手瓜75克，荸荠35克，盐、姜末、香油、胡椒粉、食用油各适量。

做法：

1. 将胡萝卜、佛手瓜、荸荠均去皮，洗净，切丝，备用。

2. 净锅上火注油烧热，将姜末爆香。

3. 下入胡萝卜、佛手瓜、荸荠煸炒，锅内加入适量水烧开，调入盐、胡椒粉，淋入香油即可。

功效： 本品疏肝解郁、软坚散结，适合肝郁气滞型乳腺癌患者食用。

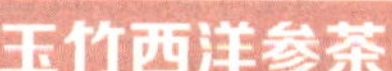

玉竹西洋参茶

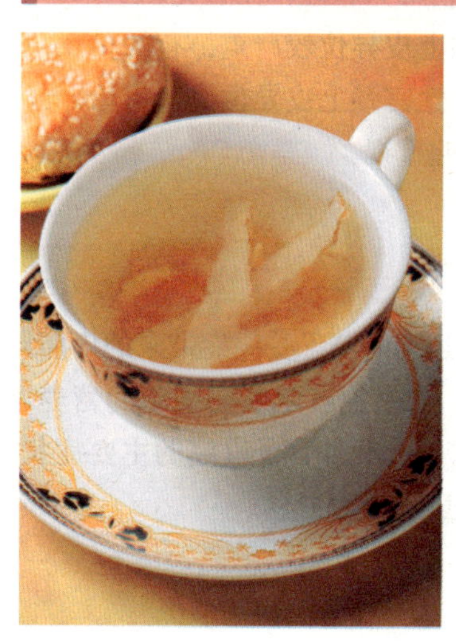

原料： 玉竹5克，西洋参少许。

做法：

1. 砂锅中注入适量清水烧开，倒入备好的玉竹。

2. 盖上盖，用中火煮约10分钟至药材析出有效成分。

3. 揭盖，转小火保温，待用。

4. 取一个茶杯，放入西洋参。

5. 盛入砂锅中的汤汁，泡一会儿即可。

功效： 本品益气补血，对于贫血的乳腺癌患者可起补血作用。

子宫癌

子宫癌是最常见的女性生殖器官恶性肿瘤，是指发生在子宫的恶性肿瘤，常见的有宫颈癌等。多产及性生活紊乱的妇女有较高的患病率。

发病原因

导致子宫癌的重要诱因包括：性生活过早，单纯疱疹病毒Ⅱ型、人乳头瘤病毒、人巨细胞病毒等病毒的感染，真菌感染，宫颈柱状上皮异位等。

临床症状

阴道出血：70%以上的患者会出现不规则阴道出血，尤其是接触性出血（即性生活后或妇科检查后出血）和绝经后阴道出血，是宫颈癌患者的主要症状。

阴道分泌物改变：白带增多，呈白色稀薄、水样、米泔样或呈血性白带，有腥臭味。当癌组织破溃感染时，分泌物可为脓性，伴恶臭。

宫颈柱状上皮异位：妇科检查时，宫颈上皮异位较严重，有的呈菜花状，部分患者子宫体积增大，尤其是年轻女性宫颈上皮异位经久不治，或是更年期后仍有宫颈上皮异位的患者应该引起重视。

治疗原则

子宫癌患者不仅要承受心理上的压力，还要时刻忍受癌症带来的疼痛，这都是由于癌细胞的存在所造成的。因此，如果能够阻断癌细胞的营养，便可以有效地杀死癌细胞，也就能防治子宫癌。此外，子宫癌的主要症状是不规则阴道流血，治疗宜以消炎止血、清热解毒为主。

子宫癌调理药膳

木耳藕节炖猪肉

原料： 黑木耳、藕节各15克，猪瘦肉100克，冰糖10克。

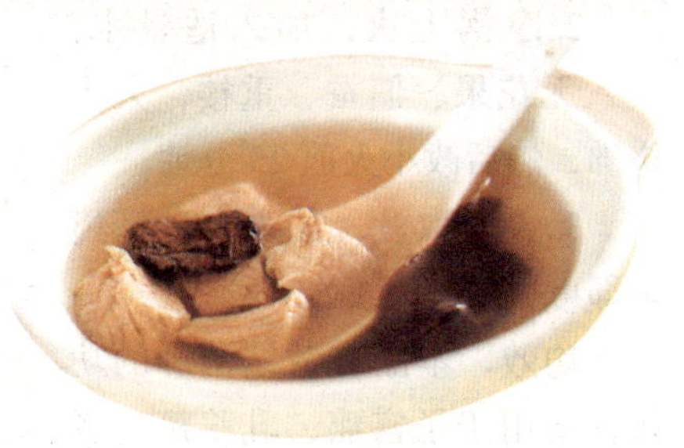

做法：

1. 黑木耳洗净，泡发；藕节洗净，切成大块。
2. 猪瘦肉洗净，切成丁。
3. 将瘦肉丁、黑木耳、藕块放入砂锅中，加水炖熟后加入冰糖调味即可。

功效： 本品有防癌抗癌的功效，适合子宫癌等病症的患者食用。

香菇豆腐汤

原料： 鲜香菇100克，豆腐90克，水发竹笋20克，三棱10克，清汤适量，盐5克，香菜3克。

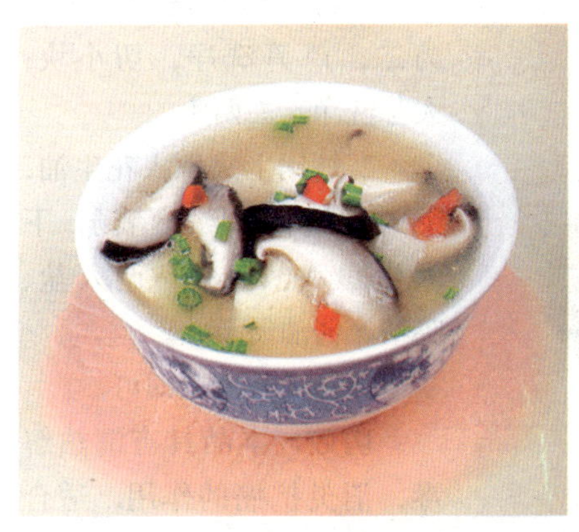

做法：

1. 将鲜香菇洗净，切片；豆腐洗净，切片；水发竹笋切片；三棱洗净。
2. 净锅上火倒入清汤，调入盐，下入香菇、豆腐、水发竹笋、三棱煲至熟。
3. 撒入香菜即可。

功效： 本品具有清热利湿的功效，对子宫癌有一定的食疗效果。

无花果饮

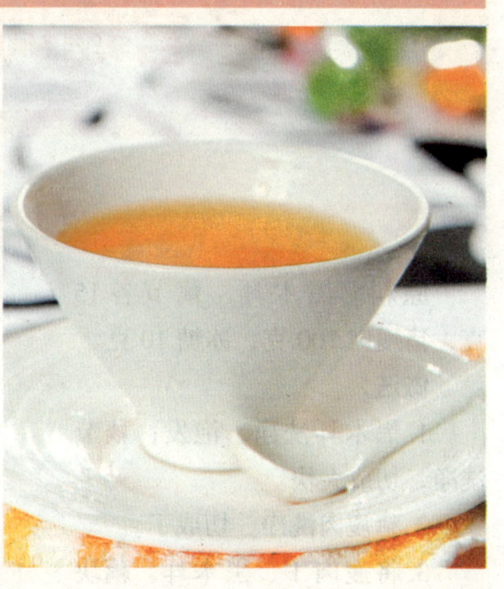

原料：无花果30克，僵蚕15克，重楼12克，白砂糖适量。

做法：

1. 将无花果、僵蚕、重楼分别洗净。

2. 净锅上火，加入适量水，放入无花果、僵蚕、重楼，大火烧沸，然后改小火煎25分钟。

3. 去渣取汁，加入白砂糖搅匀即可。

功效：本品有散结消肿的功效，适用于子宫癌、乳腺癌患者服用。

大蒜芦笋煲鱼头

原料：生鱼头200克，芦笋150克，大蒜30克，花生油、盐、鸡精、酱油、香菜末、清汤各适量。

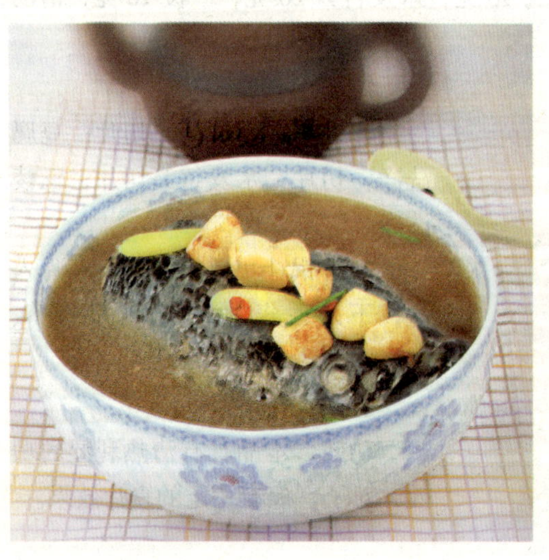

做法：

1. 将生鱼头洗净，一分为二；芦笋洗净，切小块；大蒜洗净，去两头。

2. 炒锅上火倒入花生油，下入蒜煸香，倒入清汤，下入生鱼头、芦笋，调入盐、鸡精、酱油煲至熟。

3. 撒入香菜末即可。

功效：本品具有清热解毒、消炎抗癌的作用，适合子宫癌患者食用。

第十一章

调理儿科疾病的药膳

●小儿脏腑娇嫩，机体的抵抗力也较差，所以容易发病，并且病情变化迅速，因此要积极治疗，不能怠慢。

●常见的儿科疾病有小儿流涎、小儿厌食症、小儿疳积、小儿腹泻、小儿遗尿、小儿惊风、小儿夏热、小儿单纯性肥胖、百日咳等。

●常用于辅助治疗儿科疾病的食材有猪肚、牛肚、猪肠、瘦肉、扁豆、苹果、薏米、鲫鱼、牛奶、薄荷、菠萝、粳米、莲子、芝麻等。

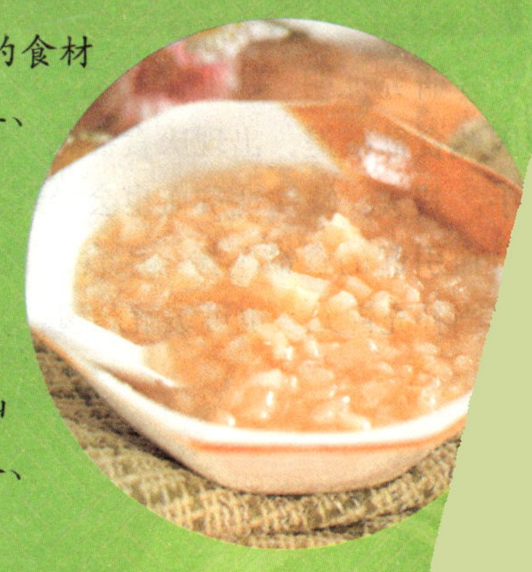

●常用于治疗儿科疾病的中药材有益智仁、山药、佛手、石榴皮、芡实、金樱子、覆盆子、山茱萸、石决明、蝉蜕、川贝、白术、党参、茯苓等。

小儿厌食

小儿厌食是指小儿较长时期食欲不振，甚至拒食的一种常见病症。多发于3~6岁的儿童。如果长期得不到矫正，会引发儿童营养不良，甚至发育畸形。

发病原因

造成小儿厌食的因素有：不良的饮食习惯（过多地吃零食打乱了消化活动的正常规律）；微量元素缺乏，如缺锌等。

临床症状

轻症：患儿食欲减退，不思饮食，饭量显著减少，但身体的其他状况尚好。

重症：患儿除厌食外，还伴有腹部胀满、腹泻、呕吐等症状，严重的食者会出现营养不良、生长发育迟缓等症状。

疗原则

证明，小儿缺锌后，味觉敏感度会明显下降，吃东西味同嚼蜡，
减退，出现厌食症状。所以，治疗当从补锌、提高味觉敏感度着
缺铁性贫血也会导致小儿厌食。因此，补充铁元素也可以防治
欲不振、厌食，这也是治疗此病的另一个重要方面。另外，
也可缓解此病。

小儿厌食调理药膳

羊肉草果豌豆粥

原料：羊肉 100 克，草果 15 克，豌豆 50 克，大米 80 克，盐、味精、生姜汁、香菜各适量。

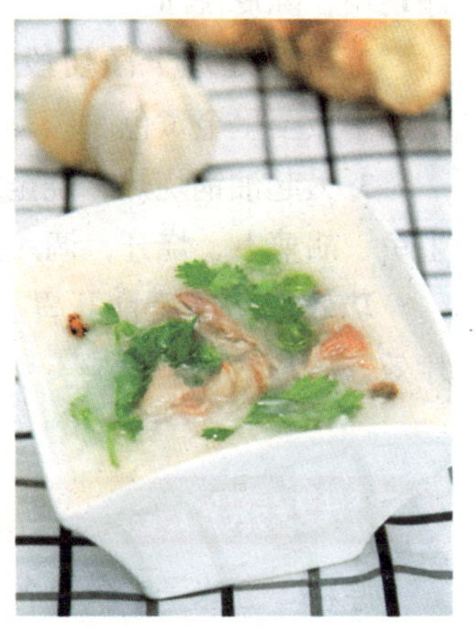

做法：

1. 草果、豌豆洗净；羊肉洗净，切片；大米淘净，泡好。

2. 大米放入锅中，加水，煮开，下入羊肉、草果、豌豆，改中火煮。

3. 用小火将粥熬出香味，加盐、味精、生姜汁调味，撒上香菜即可。

功效：本粥温脾胃、止呕吐，可用于脾胃虚寒型厌食症的食疗。

开胃苹果丁

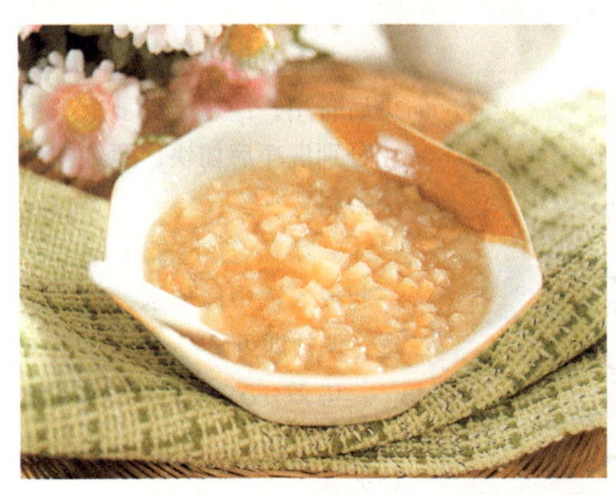

原料：苹果 1 个。

做法：

1. 将苹果洗净，削去皮，切成丁。

2. 将苹果丁放入碗内，加盖，置锅中隔水炖熟即可。

功效：本品具有健脾开胃的功效，适合厌食的小儿食用。

党参生鱼汤

原料：党参20克，陈皮10克，生鱼1条，胡萝卜50克，姜、葱、盐、香菜末、酱油、食用油各适量。

做法：

1. 党参切段，胡萝卜洗净切块，陈皮洗净。

2. 生鱼处理干净切段，下油中煎至呈金黄色。

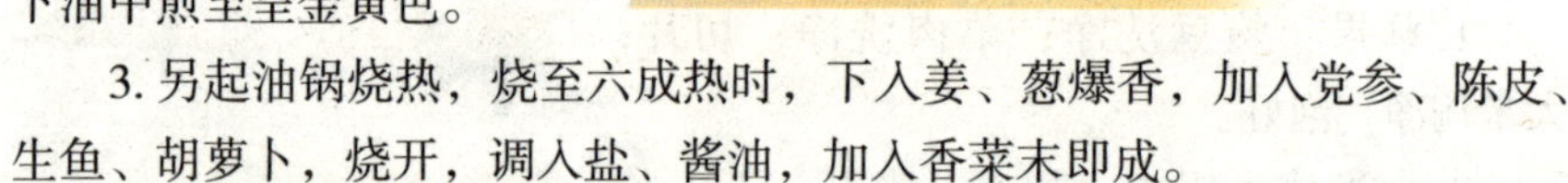

3. 另起油锅烧热，烧至六成热时，下入姜、葱爆香，加入党参、陈皮、生鱼、胡萝卜，烧开，调入盐、酱油，加入香菜末即成。

功效：此汤消食开胃、滋阴补气，对小儿厌食、消化不良等症均有疗效。

开胃罗宋汤

原料：五味子、黄芪各10克，牛腩、红萝卜各100克，土豆、洋葱各200克，西红柿250克，盐3克，西红柿酱5克。

做法：

1. 五味子、黄芪洗净，放入棉布袋中包起。

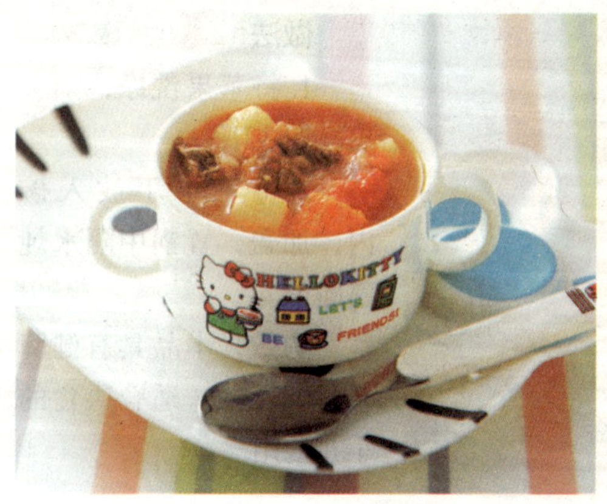

2. 牛腩切小块，用热水汆烫后备用；洋葱、红萝卜、土豆分别洗净后切块；西红柿切块备用。

3. 除盐之外的所有原料一起放入锅中，加水，煮至熟透，调盐即可。

功效：本品具有益气健脾、促进食欲、润肠通便的食疗效果。

小儿腹泻

小儿腹泻是由多种原因引起的、以腹泻为主要临床表现的胃肠道功能紊乱综合征。本病多发于 1~2 岁的小儿。

发病原因

引起小儿腹泻的原因有两种：一、非感染性因素，包括小儿消化系统发育不良，耐受力差；二、感染性因素，由多种病毒、细菌、真菌、寄生虫感染引起。

临床症状

大便次数增多：每日大便次数多在十次以下，少数病例可达十几次，每次大便量不多。

大便性状改变：大便稀薄或带水，呈黄色，有酸味，常见白色或黄白色奶瓣 (皂块) 和泡沫，可混有少量黏液。

全身症状：患者一般无发热或发热不高，伴食欲不振，偶有溢乳或呕吐。轻者无明显的全身症状，精神尚好，无脱水症状，多在数日内痊愈。重者会出现脱水、精神差、皮肤干燥、眼窝及前囟凹陷、小便减少等症状。

治疗原则

小儿胃肠功能较弱，且抵抗力差，若饮食不洁或感染病毒、细菌，容易引起腹泻。因此，治疗小儿腹泻应主要从抑制致病菌、健脾祛湿、涩肠止泻着手。其次，小儿腹泻较严重者会出现恶心、呕吐、脱水的现象。因此，及时给身体补充水分也是治疗小儿腹泻的一个方面。此外，富含果胶的碱性食物可起到一定的止泻作用，可多食用。

小儿腹泻调理药膳

山药糯米粥

原料：山药15克，糯米50克，红糖适量，胡椒末少许。

做法：

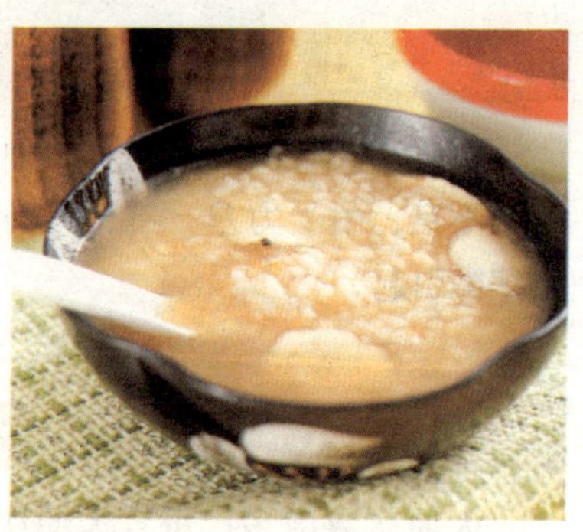

1. 将山药去皮，洗净，备用。

2. 将糯米洗净，沥干，略炒，与山药共煮粥。

3. 粥将熟时，加胡椒末、红糖，稍煮即可。

功效：本品具有温中止泻的功效，适合小儿慢性腹泻患者食用。

四神沙参猪肚汤

原料：猪肚半个，茯苓50克，沙参15克，莲子、芡实各100克，新鲜山药200克，盐2小匙。

做法：

1. 猪肚洗净汆烫切块；芡实淘洗干净，用清水浸泡，沥干；山药削皮，洗净切块；莲子、茯苓、沙参洗净。

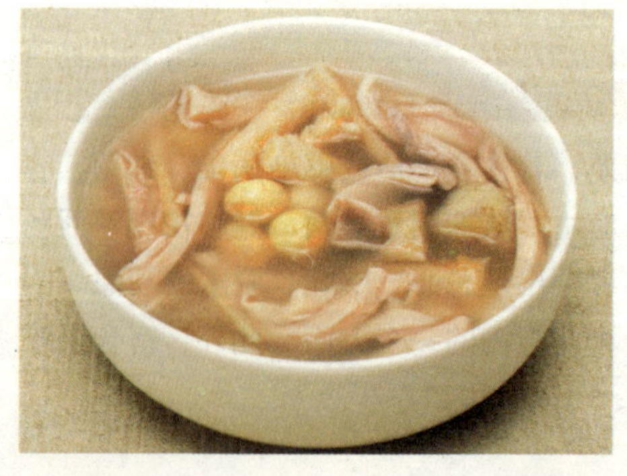

2. 除盐之外的将所有原料一起放入锅中，煮沸后转小火炖2小时，煮至熟烂，加盐调味即可。

功效：本品可健脾渗湿、涩肠止泻，适合脾虚久泻或久泻脱肛的小儿食用。

小儿遗尿

小儿遗尿是指3周岁以上的小儿在睡觉中小便自遗，醒后方觉的一种病症，俗称“尿床”。

发病原因

小儿遗尿的原因包括：家族遗传（遗尿患者常在同一家族中发病，其发生率约为20%～50%），控制排尿的中枢神经系统功能发育迟缓等。

临床症状

多数患儿易兴奋、性格活泼、活动量大、夜间睡眠过深、不易醒。遗尿在睡眠过程中一夜可发生1～2次或更多，醒后方觉，并常发生在固定时间。其主要类型分两种，一种为遗尿频繁，几乎每夜发生；另一种遗尿可为一时性，可隔数日或数月发作一次或者发作一段时间。

治疗原则

由于小儿的肾功能没有发育完善，因此调控膀胱排尿的能力也比较差，所以只要强化肾功能、有效控制膀胱的排泄功能，就能缓解此症。此外，中医认为肾气不足、肾阳亏虚所致的遗尿者宜温补固涩、缩尿止遗；而肝胆火旺所致的遗尿者，宜清肝泻火，以缓解遗尿症状。

小儿遗尿调理药膳

猪腰枸杞大米粥

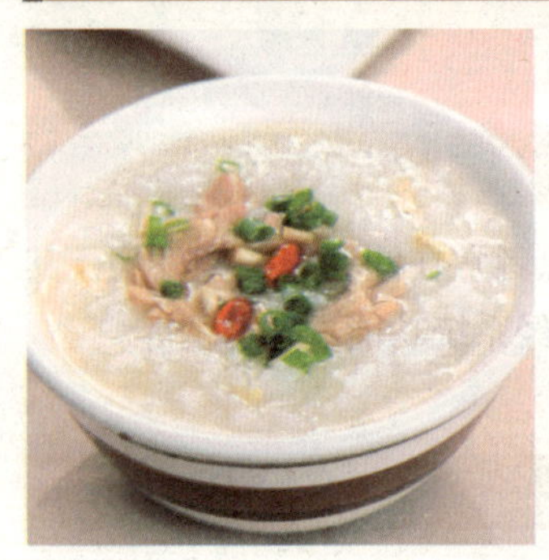

原料： 猪腰 80 克，枸杞 10 克，大米 120 克，盐 3 克，鸡精 2 克，葱花 5 克。

做法：

1. 猪腰洗净，去腰臊，切花刀；枸杞洗净；大米淘净，泡好。

2. 大米放入锅中，加水，以旺火煮沸，下入枸杞，以中火煮。

3. 待米粒开花后放入猪腰，转小火，待猪腰变熟，加盐、鸡精调味，撒上葱花即可。

功效： 此粥具有补肾强腰、缩尿止遗的功效，常食可改善小儿遗尿症状。

山药莲子羹

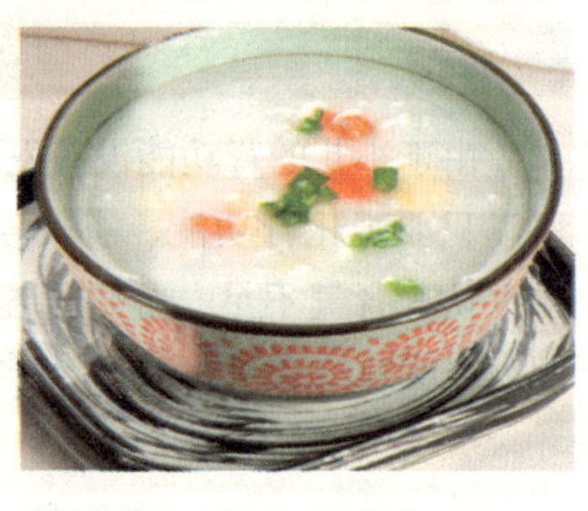

原料： 山药 30 克，胡萝卜、莲子各 15 克，大米 90 克，盐、味精、葱花各适量。

做法：

1. 山药去皮，洗净切块；莲子洗净泡发；胡萝卜去皮，切丁；大米洗净。

2. 锅内注水，放入大米、莲子、胡萝卜、山药。

3. 改用小火煮至浓稠熟烂时，放入盐、味精调味，撒上葱花即可。

功效： 本品具有缩尿止遗的功效，适合脾肾虚弱所致的遗尿症患者食用。